Dr G. André

L'Insuffisance mitrale

BIBLIOTHÈQUE MÉDICALE

FONDÉE PAR MM.

J.-M. CHARCOT   et   G.-M. DEBOVE

DIRIGÉE PAR M.

G.-M. DEBOVE

Membre de l'Académie de médecine,
Professeur à la Faculté de médecine de Paris,
Médecin de l'hôpital Andral.

INSUFFISANCE MITRALE

PAR

Le Dr G. ANDRÉ

Professeur à la Faculté de Médecine de Toulouse

PARIS

RUEFF ET Cie, ÉDITEURS

106, BOULEVARD SAINT-GERMAIN, 106

L'INSUFFISANCE MITRALE

DÉFINITION — HISTORIQUE

L'insuffisance mitrale est caractérisée par le reflux du sang, au moment de la systole, du ventricule gauche dans l'oreillette correspondante, par suite de l'occlusion incomplète de l'orifice auriculo-ventriculaire gauche.

L'histoire de cette affection ne commence guère qu'à Corvisart[1], encore que ce grand médecin n'ait pas prononcé le mot d'insuffisance, mais seulement celui de rétrécissement.

« Des deux orifices auriculo-ventriculaires, dit-il, le gauche est celui qui devient le plus fréquemment le siège d'un rétrécissement par endurcissement et ossification. C'est aussi celui sur lequel on observe ces altérations plus complètement formées. Il est très probable que la raison de la plus grande fréquence de cette lésion se trouve dans l'organisation fibreuse plus prononcée de l'orifice gauche, organisation qui le rend apparemment

1. *Essai sur les maladies du cœur et des gros vaisseaux.* Paris, 1848.

1

plus disposé à recevoir la matière qui doit le trans-
former en cartilage ou en os, ou en une substance
comme pierreuse. »

A propos de l'observation d'un forgeron de
vingt ans, Corvisart qui n'employait, comme on le
sait, que la palpation, constata que, en portant la
main sur la région du cœur, on sentait des palpitations vives, très accélérées et fort irrégulières.
Le pouls était irrégulier et sensible aux deux bras;
les pulsations étaient fréquentes, tantôt fortes,
tantôt faibles, ou redoublées; il y avait des intermittences très irrégulières; enfin le pouls était tellement variable, qu'il était difficile d'en tracer les
caractères de manière à en donner une idée vraie.
A l'autopsie l'oreillette gauche était dilatée. L'orifice de communication de cette oreillette, avec le
ventricule gauche, était extraordinairement rétréci,
et formait une espèce de fente osseuse, à travers
laquelle une mince pièce de monnaie aurait à
peine pu passer; la partie de la valvule mitrale,
qui s'adapte à l'orifice de l'aorte, ne s'y appliquait
que fort irrégulièrement.

Dans la quatrième édition de son Traité de
l'auscultation médiate, annotée par Andral, Laennec décrit les signes de l'induration cartilagineuse
ou osseuse des valvules.

Il faut bien l'avouer, ce grand clinicien n'a pas
apporté dans cette étude sa précision ordinaire.
Il commence par affirmer que les signes de l'ossification de la valvule mitrale diffèrent peu de ceux
qui annoncent celle des valvules sygmoïdes. Il
rappelle le principal signe, énoncé déjà par Corvisart, c'est-à-dire « un bruissement particulier diffi-

cile à décrire, sensible à la main appliquée sur la région précordiale ». Ce *bruissement* n'est autre que ce que Laennec appelle le *frémissement cataire*, heureuse appellation aujourd'hui classique. Le bruit de soufflet, qui accompagne presque constamment l'ossification des valvules, est inhérent à la contraction de l'oreillette gauche lorsque la valvule mitrale est affectée. Mais ce phénomène manque aussi lorsque l'affection est légère, et, comme il est d'ailleurs très commun dans les cœurs tout à fait sains, on n'en peut rien conclure comme signe du cas dont il s'agit, que quand il se trouve joint à d'autres circonstances propres à confirmer le diagnostic; ainsi, quand le bruit de soufflet, de lime ou de râpe persévère d'une manière continue, ou même intermittente, pendant plusieurs mois dans l'oreillette gauche, quand il n'existe que là, quand il a lieu même dans les moments de calme et après un long repos, quand il diminue à peine après la saignée, quand surtout le frémissement cataire s'y joint, on peut affirmer qu'il y a rétrécissement de l'orifice auriculo-ventriculaire gauche.

Dans une note ajoutée au chapitre de Laennec, Andral décrit avec une très grande précision le mécanisme de l'insuffisance mitrale qui venait d'entrer dans le vocabulaire médical. Lorsque les valvules sont altérées de telle sorte qu'elles ne peuvent plus s'opposer au reflux du sang dans la cavité qu'il vient de quitter, elles sont, d'après lui, devenues *insuffisantes* pour remplir l'usage auquel elles sont destinées et, en raison de cette circonstance, la maladie qui en résulte est connue sous

le nom d'insuffisance des valvules. Puis il décrit
avec une étonnante précision les diverses lésions
qui peuvent empêcher l'occlusion complète des
valvules telle que l'épaississement et l'induration,
le raccourcissement des tendons, les végétations,
la destruction du bord libre des valvules, leur per-
foration, leur rupture ou leur déchirure, etc., etc.

Avec Bouillaud [1], la précision atteint toute sa
rigueur et je ne puis que renvoyer à son chapitre
*sur le diagnostic de l'adhérence des valvules auriculo-
ventriculaires aux parois du cœur*, chapitre mis à
contribution par la plupart des auteurs contempo-
rains et auquel je ferai plus tard quelques emprunts.

Stokes [2] ne décrit pas séparément le rétrécissement et l'insuffisance de la valvule mitrale. Il en-
globe cette double lésion sous le nom de maladie
mitrale et fait cette remarque d'une importance
capitale que les symptômes de l'affection mitrale
n'appartiennent pas à la maladie de l'orifice auriculo-ventriculaire, mais à une complication des
lésions du tissu musculaire du cœur. M. Würtz,
dans le nouveau *Manuel de médecine* [3], a cru devoir
consacrer aussi, après avoir décrit l'insuffisance
centrale, un article spécial à la maladie mitrale.

Les auteurs du *Compendium* [4] ont consacré au
diagnostic des rétrécissements et des insuffisances
valvulaires un article où la question est traitée

1. *Traité clinique des maladies du cœur*, t. II, 1841.
2. *Traité des maladies du cœur et de l'aorte*, traduct. Sé-
rac, 1864.
3. *Manuel de médecine* (Dieulafoy et Achard), Paris 1895.
4. *Compendium de médecine pratique*, t. II, p. 595. Paris,
1837.

avec une lucidité remarquable. Ces auteurs s'appuyant sur les théories de Rouanet, Hope, Littré, font remarquer que les bruits de souffle se font entendre à des temps différents, suivant qu'il s'agit d'un rétrécissement ou d'une insuffisance, la coïncidence des deux lésions constituant d'ailleurs un des plus grands obstacles au diagnostic. Ces pages seront encore aujourd'hui consultées avec fruit, et la plupart des auteurs, même les plus récents, s'en sont inspirés pour la description des affections valvulaires du cœur.

Le traité de Friedreich (trad. Lorber et Doyon), paru en 1875, marque une étape importante dans la question qui nous occupe, car, quoique sommairement décrite, l'insuffisance mitrale est néanmoins traitée avec une grande clarté et résume très bien les données courantes à cette époque.

L'article magistral de MM. Potain et Rendu du *Dictionnaire encyclopédique des Sciences médicales* est, sans conteste, le plus complet, le plus fouillé et le plus scientifique que nous ayons sur la matière. L'anatomie pathologique et la physiologie pathologique y sont surtout supérieurement traitées.

Dans ses leçons de clinique médicale (tome I, 1875), M. Peter ne s'étend pas longuement sur l'insuffisance mitrale proprement dite, mais les notions générales qu'il développe avec un grand sens et une grande finesse cliniques, s'appliquent fort justement à la maladie en question. Pour lui, toute lésion d'orifice ou de valvule cardiaque implique une lésion consécutive des vaisseaux, des lésions organiques générales, une altération du sang par anoxhémie et anhématie, une lésion plus

considérable encore des organes et du cœur lui-
même, entraîné comme les autres dans le tourbil-
lon morbide. Il décrit, dans une peinture saisis-
sante, la mort partielle, puis la mort finale par
asthénie cardio-vasculaire et asynergie généralisée,
mais non par asystolie. Pour lui, le souffle de
l'insuffisance mitrale n'est pas à la pointe, mais à
la partie moyenne du ventricule.

Le diagnostic topographique de la lésion du
cœur n'a qu'une faible importance, et d'ailleurs ce
diagnostic est presque toujours d'une grande facilité. Il étudie les rapports des affections du cœur
avec la tuberculose pulmonaire et cherche à expliquer la raison matérielle d'un antagonisme qui n'a
rien d'absolu.

Un des chapitres les plus originaux de cet excellent livre est celui où il apprécie le rôle des lésions
prétendues compensatrices dans les maladies du
cœur. Pour lui, une lésion quelconque surajoutée
à une autre, l'aggrave et ne la compense pas ; un
rétrécissement surajouté à une insuffisance mitrale
ne peut avoir aucun effet bienfaisant. L'hypertrophie n'a aucun rôle compensateur, elle complique
l'affection valvulaire, elle aggrave la situation du
malade et ne l'améliore pas. Quant à son chapitre
sur les accidents gravido-cardiaques, c'est peut-être
le plus personnel et le plus intéressant du livre ;
ces notions sont du reste aujourd'hui classiques.

M. G. Sée a consacré trois volumes à l'étude des
maladies du cœur, sans compter les grandes dis-
cussions de l'Académie de médecine où il a pris
une large part.

Le premier (diagnostic et traitement des mala-

dies du cœur, 1885) est surtout consacré à l'étude
des formes larvées des cardiopathies. C'est ainsi
qu'il distingue : 1° une forme *asthmatique ou dyspnéique*, plus correctement appelée *forme pulmonaire*; 2° une forme *hydropique*; 3° des formes
fonctionnelles les plus insidieuses et les plus complexes (palpitations, intermittences, arythmie, dédoublement des bruits du cœur, absence de l'un
des bruits normaux, etc.); 4° les formes *gastro-
intestinales* (dyspepsie, ascite, ictère); 5° la forme
typhoïde ou septique; 6° les formes *cérébrales*. Malheureusement M. G. Sée ne pouvait distinguer à
cette époque ce qui appartient en propre aux
lésions valvulaires et ce qui concerne les scléroses
cardiaques étudiées quelques années plus tard.
Cette confusion, inévitable, rend aujourd'hui un
peu moins attrayante la lecture de cet important
ouvrage, très utile pourtant aux cliniciens. Le
deuxième volume (tome VII de la *Médecine clinique*, 1880) est un véritable traité des maladies du
cœur. L'insuffisance mitrale y est très savamment
décrite et renferme, quoique un peu sommaires,
les notions les plus récentes sur la grande lésion
valvulaire.

Le dernier volume (Thérapeutique physiologique
du cœur, 1893) débute par une étude remarquable
de la physiologie du cœur normal et de la physiologie du cœur des cardiaques. Il faut lire notamment ce qui a trait au régime alimentaire et à
l'hygiène dans les cardiopathies. L'action des
iodures et de la digitale y est aussi étudiée avec la
plus haute compétence.

M. Constantin Paul [1] a consacré à la *sclérose
mitrale* et à l'insuffisance mitrale par dilatation des
pages qu'on ne saurait trop recommander aux
praticiens. J'aurai d'ailleurs l'occasion d'y revenir,
car je ferai de larges emprunts à cette consciencieuse étude clinique. Je ferai néanmoins des réserves pour sa théorie du bruit présystolique dont
il ne paraît pas faire un signe pathognomonique
du rétrécissement mitral et qu'il considère comme
un simple claquement de la tricuspide.

Le livre de M. Duroziez [2] fourmille d'aperçus
cliniques très originaux qui témoignent de l'absolue compétence de ce laborieux clinicien. Pour
ce qui concerne l'insuffisance mitrale, il lui dénie
toute individualité clinique et en conteste presque
la réalité, dans des cas où la plupart des médecins
l'admettent sans hésitation. On admet à tort, d'a-
près lui, comme insuffisance mitrale, des faits qui
peut-être ne lui appartiennent pas, et on lui attribue des phénomènes généraux dus à la lésion primitive du muscle et d'autres éléments autant et
plus qu'à elle-même. Elle n'entrerait que pour une
part dans la maladie générale. On ne peut pas
faire une maladie avec un souffle de la pointe dû
souvent à l'anémie. Enfin, pour lui, il n'y a pas de
pouls mitral.

Dans son beau traité des *Maladies du cœur et
des vaisseaux* (1893), M. Huchard admet qu'au
début de l'artério-sclérose, quand l'hypertension
artérielle existe depuis longtemps, on peut voir

1. *Diagnostic et traitement des maladies du cœur*, Paris.
2. *Traité clinique des maladies du cœur* (Paris 1891).

survenir une insuffisance mitrale *fonctionnelle* se
traduisant par l'existence à la pointe d'un souffle
bref, à timbre parfois intense et presque serratique.

Il admet aussi une insuffisance mitrale endartérique (d'origine scléreuse) différant par beaucoup
de points de l'insuffisance mitrale endocardique
(d'origine rhumatismale). J'aurai à revenir plus
tard sur cette question nouvellement introduite
dans la clinique, et qui est, à mon avis, d'une importance capitale.

En dehors des importants ouvrages que je viens
de citer, j'ai puisé des renseignements précieux
dans un certain nombre de thèses ou de publica-
tions périodiques. Je donnerai une mention spéciale aux travaux suivants auxquels j'ai fait des
emprunts plus ou moins nombreux.

1° La thèse du Dr Courréjal sur *les accidents
gravido-cardiaques et leurs indications obstétricales*
(Paris, 1881);

2° La thèse très documentée du Dr L. d'Astros,
intitulée : *Étude sur l'état mental et les troubles
psychiques des cardiaques* (Paris, 1881) ;

3° La thèse très consciencieuse du Dr Hautecœur, sur *les troubles et les lésions de l'estomac
chez les cardiaques* (Paris, 1891);

4° La thèse du Dr Huc, intitulée : *Maladies du
cœur et névroses* (Paris, 1891);

5° La thèse du Dr Briquet : *De l'état du cœur
gauche dans les lésions mitrales* (Paris, 1890);

6° La thèse du Dr Rouchès : *Du claquement d'ouverture de la mitrale* (Paris, 1888);

7° La thèse du Dr Caënens : *Coïncidence de la*

tuberculose pulmonaire et des lésions du cœur; antagonisme de l'évolution simultanée des deux affections (Lyon, 1892).

8° La thèse du Dr Van Heuverswyn : *Du rôle comparatif du cœur gauche et du cœur droit dans l'asystolie* (Paris, 1889);

9° La thèse du Dr Azoulay : *Les attitudes du corps comme méthode d'examen, de diagnostic et de pronostic dans les maladies du cœur* (Paris, 1892);

10° Le remarquable travail du Dr Barié sur les *ruptures valvulaires du cœur* (Revue de Médecine, 1881);

11° La thèse de M. Magé (Rétrécissement mitral pur).

Il va sans dire que j'ai mis aussi à contribution les traités récents de MM. Jaccoud, Dieulafoy, Laveran et Teissier, Eichorst (de Zurich), etc. Je ferai une mention spéciale pour l'article de M. Würtz dans le *Manuel de Médecine* de MM. Debove et Achard.

Je recommande d'une façon particulière la lecture de la thèse du Dr Faure-Miller sur les *cardiopathies artérielles à type myo-valvulaire*. Ce savant et consciencieux travail, fait sous l'inspiration de M. Huchard, démontre l'existence indiscutable des cardiopathies artérielles, dans lesquelles la lésion, bien différente de l'endocardite valvulaire d'origine rhumatismale, provoque une lésion spéciale, d'origine artério-scléreuse, avec production de souffles. Mais ces souffles n'ont qu'une importance secondaire, et c'est la maladie générale qu'il faut considérer alors, car elle domine la lésion. Cette conception des cardiopathies valvulaires, à mon avis, ri-

goureusement clinique, est due tout entière — je
me plais à insister sur ce point, à M. Huchard qui,
depuis plus de vingt ans, dans des travaux auxquels tout le monde doit rendre justice, cherche à
l'établir sur des bases indiscutables. Dans mon
opuscule sur l'*hypertrophie du cœur* (Bibliothèque
Charcot-Debove), j'ai fait de larges emprunts à son
beau livre. Dans le travail que j'offre aujourd'hui
au public médical, j'ai agi de même, considérant
comme un devoir de vulgariser des notions dont
l'importance est de premier ordre, au point de vue
clinique et thérapeutique.

Je n'aurai garde d'oublier les remarquables traités de M. Labadie-Lagrave sur les maladies du foie
et sur les maladies des reins. J'ai puisé dans ces
deux savants ouvrages des renseignements précieux concernant le foie et le rein cardiaques.

J'ai emprunté enfin au *Nouveau Traité de Médecine* publié sous la direction des professeurs
Charcot et Bouchard, d'importants détails sur
les lésions pulmonaires dans l'insuffisance mitrale.

Il m'a semblé que la symptomatologie, le diagnostic et le traitement de cette maladie étaient
peut-être un peu brièvement traités dans les divers
ouvrages classiques. J'ai cru qu'il était nécessaire,
dans l'intérêt des praticiens, de fouiller certaines
questions avec toute la sollicitude qu'elles méritent;
j'ai fait peut-être œuvre personnelle, dans une certaine mesure, en mettant au point ces intéressants
sujets.

Comme l'insuffisance mitrale est la cardiopathie
typique par excellence, le praticien trouvera peut-

être dans ce petit travail les données nécessaires
pour traiter utilement toute une catégorie nom-
breuse et intéressante de malades.

***

ANATOMIE ET PHYSIOLOGIE NORMALES

Pour se rendre un compte bien exact des perturbations qu'apporte une lésion mitrale dans le fonctionnement du cœur, il est indispensable de rappe-
ler les notions les plus récentes sur l'anatomie et
la physiologie de cet organe. (Voir la thèse de
M. Magé sur le Rétrécissement mitral, Durosiez
(*loc. cit.*) et Marc Sée (*Archives de Physiologie*, 2ᵉ
série, 2).

Le ventricule gauche forme la moitié postérieure
du cœur. Il a la forme d'une pyramide triangulaire,
ayant par conséquent trois faces et trois bords, une
base et un sommet. Des trois faces, l'inférieure repose à plat sur le diaphragme, tout comme la face
inférieure du ventricule droit. La cloison ventriculaire du cœur arrivée à la face diaphragmatique,
divise cette face en deux parties égales de la base au
sommet ; si bien que les deux ventricules reposent
sur le diaphragme par une surface de même dimension. Le ventricule gauche étant derrière le ventricule droit et le diaphragme légèrement oblique
d'arrière en avant, il en résulte que le ventricule
gauche descend un peu moins bas que le ventricule
droit, mais la différence n'est pas d'un centimètre.

La face postérieure du ventricule gauche forme

la face postérieure ou pulmonaire du cœur. La face antérieure est formée par la cloison interventriculaire.

La base est formée par les deux orifices aortique et mitral, en arrière. L'orifice aortique forme une section dirigée en dehors et en haut. La section de l'orifice mitral regarde en haut, en dehors et en arrière. Mais dans les cas où il se fait une insuffisance par hypertrophie excentrique et dilatation du cœur, le bord postérieur de l'orifice mitral est entraîné de plus en plus vers la gauche et l'orifice finit par regarder directement d'avant en arrière.

La capacité du ventricule gauche a été déterminée par Legallais au moyen du poids du mercure contenu. Il a trouvé que ce poids était de 10,68 pour le ventricule gauche et de 11,72 pour le ventricule droit.

Les dimensions sont les suivantes, d'après Bizot :

Ventricule gauche : hauteur, 78 millimètres ; largeur, 122 millimètres.

Ventricule droit : hauteur, 84 millimètres ; largeur, 85 millimètres.

D'après Bizot, l'âge ne change pas ces rapports, pas plus que le sexe. Mais, avec l'âge, la capacité absolue du cœur augmente. Tous ces chiffres concluent à la plus grande capacité du ventricule droit par rapport au ventricule gauche ; elle était déjà admise par Hippocrate.

La cavité du ventricule gauche est ovoïde ; il suffit, pour s'en assurer, de couper le ventricule transversalement en couches successives. Les sections faites de la pointe à la base donnent toutes une coupe circulaire qui va en augmentant de la pointe jusqu'à la partie moyenne du ventricule et va ensuite en diminuant à mesure qu'on se rapproche des orifices.

La face interne est lisse dans la région voisine de l'orifice aortique, dans sa partie artérielle ; elle elle fermée en arrière, dans sa partie auriculaire et vers la pointe par un treillage dont les mailles sont de plus en plus serrées à mesure qu'on se rapproche vers la pointe. Dans cette région, les mailles allongées, dans le sens de la pointe, forment une sorte de tissu spongieux.

Ces mailles sont formées par les colonnes charnues divisées en premier, deuxième et troisième ordre.

Le sommet du ventricule gauche forme à lui seul le ventricule de la pointe du cœur. Souvent, tout à fait à la pointe, le cœur n'est pas épaissi et le sommet de la cavité arrive très près du sommet de la face extérieure de la pointe.

La communication entre l'oreillette gauche et le ventricule correspondant est établie par un orifice dit auriculo-ventriculaire gauche. La circonférence de cet orifice, mesurée par Bizot sur un grand nombre de cadavres, donne une moyenne de 102 millimètres pour l'homme et de 95 pour la femme. Constitué exclusivement par du tissu fibreux et élastique, ce cercle est presque inextensible et ne peut être modifié que par l'état de maladie.

La valvule mitrale est composée de deux valves : l'une, qui est antérieure, sensiblement parallèle à la face antérieure du cœur, qui est la grande valve ; deuxièmement, une postérieure, beaucoup plus petite, qui est la petite valve.

La grande valve antérieure divise la cavité du ventricule gauche en deux parties inégales. Une antérieure, plus grande, qu'on peut appeler la cavité aortique ou artérielle du ventricule, et une postérieure plus petite, que M. C. Paul appelle la cavité veineuse. Le pilier antérieur et le pilier postérieur ne s'insèrent pas, l'un à la valve antérieure, l'autre à la valve postérieure ; ils s'insèrent tous deux aux deux valves, le pilier antérieur à la partie interne des deux valves, le pilier postérieur à la partie externe des deux valves. Ces détails sont très bien représentés dans le travail remarquable de M. Marc Sée (*Archives de Physiologie*, IIe série, 2, 1er pl. XXII).

La valvule mitrale s'insère par un bord adhérent au pourtour de l'orifice mitral et à son bord libre terminé par des cordages tendineux.

Les cordages tendineux de premier ordre, les plus forts, se continuent sur la face externe de la valvule et vont s'insérer sur l'anneau fibreux ; les uns sont libres, les autres sont adhérents. En descendant vers leur insertion à la pointe des colonnes charnues de premier ordre, les tendons se rapprochent et se réunissent entre eux comme les cordages d'un ballon.

Les cordages de deuxième ordre s'arrêtent sur les côtés de la valvule, sans aller jusqu'à l'annexe fibreuse de l'orifice.

Les cordages de troisième ordre s'arrêtent au bord libre de la valvule ; ils naissent ordinairement des tendons et rarement des piliers.

En résumé, la grande valve mitrale divise la cavité du ventricule gauche en deux parties inégales.

Celle qui est en avant, ou cavité artérielle, est lisse sur la face valvulaire, lisse sur la face antérieure formée par la cloison. Elle ne possède de colonne charnue, ni de premier ni de second ordre, ne présente de colonne charnue de troisième ordre que dans la partie inférieure, de manière à ne présenter aucune rugosité qui gêne le départ du sang pendant la systole.

Derrière la grande valve mitrale qui forme cloison avec le pilier antérieur, se trouve en haut le canal mitral qui va de l'orifice auriculo-valvulaire au bord valvulaire, puis le treillage des tendons qui sert de communication entre les deux parties artérielles et veineuses du ventricule, et au-dessous les piliers des colonnes charnues du premier ordre.

M. Duroziez (*loc. cit.*) fait remarquer que les valvules auriculo-ventriculaires ferment les orifices comme les sygmoïdes; il n'y a pas la moindre différence; mais, en raison de la largeur de l'orifice, il fallait avoir recours à une organisation spéciale, aux ficelles du parachute.

Les muscles papillaires se détachant de la paroi et venant porter ces tendons ne sont pas autre chose que la main qui retient les fils; ils empêchent la valvule de se retourner, mais n'ajoutent rien à la fermeture; c'est le sang qui pousse de tous côtés la valvule et la ferme, comme le vent gonfle la voile.

Je serai bref sur la structure et la morphologie de la valvule mitrale. La couche auriculaire fibro-élastique se prolonge sur la face axiale des valvules en s'amincissant. Le tissu fibro-élastique de l'endocarde ventriculaire se prolonge sur leur face inférieure. Entre les deux se trouve une mince couche conjonctive. L'insertion des cordages tendineux se fait au niveau du tissu fibro-élastique de la face inférieure, dont l'épaisseur est bien moins considérable que celle de la couche correspondante de la face supérieure.

Pour ce qui est des vaisseaux sanguins de la mitrale, la question semble bien près d'être résolue.

Le premier auteur qui se soit occupé de ce point d'anatomie, est Luschka, en 1852, dans les archives de Virchow. « Les vaisseaux sanguins, dit-il, « s'étendent à toute l'étendue des valvules. Ceux « qui proviennent de leur bord adhérent s'anasto- « mosent au niveau de leur bord libre avec des ra- « muscules qui, partis des muscles papillaires, « montent le long des cordages tendineux. »

En 1880, Larger vint dire que les valvules auri- culo-ventriculaires de l'homme ont quelques vais- seaux limités à la portion supérieure, mais ne s'étendant pas à leur portion membraneuse.

Le 11 novembre 1888, M. Darier faisait, à la So- ciété anatomique, une communication dont voici le résumé :

« Chez l'homme, à l'état normal, il n'existe ja- mais de vaisseaux dans la portion membraneuse fibro-élastique des valvules auriculo-ventriculaires. Or, la valve gauche, la petite valve de la mitrale n'a pas de portion musculeuse, on ne distingue ces deux parties que dans la grande valve, et la por- tion musculeuse occupe une étendue moyenne de 4 millimètres sur 26 qui représentent la longueur totale de cette valve. Le réseau vasculaire de cette portion musculeuse est alimenté par un ou deux ramuscules qui naissent de la coronaire gauche, très près de son origine, ou plus souvent encore, de la branche de bifurcation de cette artère qui contourne l'oreillette droite et fait partie du cercle artériel horizontal du cœur. La disposition des branches du réseau n'a rien de constant.

« Sur la plupart des pièces examinées, on peut voir de deux à quatre rameaux, de grosseur inégale, venir se distribuer isolément entre les fibres musculaires qu'ils nourrissent, ou s'anastomoser avec un rameau voisin. Quelquefois deux de ces rameaux principaux forment une arcade dont partent des artérioles qui se résolvent en capillaires. Il peut y avoir quatre ou cinq troncs principaux. Parfois, au contraire, on n'a sous les yeux qu'un lacis de canaux très fins, presque tous d'égal calibre, sans qu'on puisse dire combien de branches ont traversé l'anneau fibreux d'insertion de la valve.

« Examinés sur des coupes, ces vaisseaux ont la structure habituelle et se distinguent en artères, veines et capillaires.

« Il n'existe jamais de vaisseaux remontant par les cordages tendineux.

« Chez l'enfant, les vaisseaux descendent plus bas, mais il n'en existe jamais au voisinage du bord libre de la valve. »

Telles sont les recherches les plus récentes que j'aie pu trouver sur la structure de la mitrale.

La présence de fibres musculaires contractiles provenant de l'oreillette et du ventricule a été soutenue par Paladino ; néanmoins on admet généralement que les valvules auriculo-ventriculaires ne contiennent pas, en règle générale, au moins chez l'adulte, de fibres musculaires.

Physiologie. — Tout le monde est d'accord pour ce qui a lieu pendant la diastole ; mais il n'en est pas de même pour la systole. Un grand nombre de théories ont été émises à cet égard. Elles ont été fort bien résumées dans ces derniers temps par M. Marc Sée (*Archives de Physiologie*, 2e série, tome I, page 581), qui lui même a donné de cette fonction une théorie des plus satisfaisantes.

La première théorie qui commence à Lower, en 1679, regarde l'occlusion des orifices par les valvules comme un fait passif ; c'est la pression du sang qui les soulève et les étale en les faisant se joindre par les bords. C'est la théorie du jeu des sygmoïdes appliqué aux valvules veineuses ou auriculo-ventriculaires.

Sénac, en 1749, se range à la même opinion, mais il ne croit pas, comme Vieussens, au maintien des valvules par les colonnes charnues ; il croit que les valvules bombent dans l'oreillette comme un couvercle.

Wundt (1865) pense qu'après la systole, les piliers restent contractés, au début de la diastole, pour tirer les valvules vers la cavité ventriculaire et ouvrir le passage auriculo-ventriculaire. Les expériences faites sur les animaux vivants ont semblé justifier cette théorie. M. Colin, introduisant son doigt dans l'oreillette gauche, jusque dans le ventricule, sent les valvules auriculaires se soulever (1856). La contraction des muscles papillaires est compensée et au delà par le rapprochement des parois. Plus tard (1874), M. Colin admet que les valvules ne se touchent pas par leur dentelure.

MM. Luton (1868) et Longet (1869) admettent la théorie de Lower, avec cette différence que, pour eux, les valvules s'adossent par leur surface interne et par leurs bords; elles ne font donc pas saillie dans l'oreillette.

Pour Spring (1860), les muscles papillaires se contractent un peu avant la systole ventriculaire, pour aider à faire pénétrer dans le ventricule la quantité de sang en surplus qui va déterminer la systole ventriculaire. Puis, pendant la systole ventriculaire, les muscles papillaires resteront passifs, et c'est l'allongement du cœur pendant cette systole qui tendra les valvules.

MM. P.-C. Sandborg et Worm Muller, de Christiania[1], admettent la clôture passive de la valvule mitrale par pression du sang sur sa face inférieure, et comme dans leurs expériences sur le cœur du bœuf en rigidité cadavérique et congelé, les valvules sont dirigées vers la pointe, ils pensent que les muscles papillaires ne contribuent pas à la clôture de la mitrale. C'est là une erreur.

Remarquons que, dans toutes ces théories, il manque un point capital, c'est que la systole est un acte actif par contraction musculaire, qu'une théorie passive peut bien convenir à la diastole, mais que pour la systole il faut considérer avant tout que le cœur est dans son moment de plus haute activité.

---

1. *Étude sur le mécanisme du cœur*, Christiania, 1880.

Nous allons donc nous rapprocher de plus en plus de la réalité avec les théories qui font de l'occlusion ventriculaire un phénomène actif. Déjà, en 1825, Meckel disait que les diverses parties des valvules se trouvent rapprochées et l'orifice auriculo-ventriculaire bouché avec force par l'énergie de la contraction ventriculaire. Burdach (1827) faisait observer de son côté que si la tension des valvules était un phénomène passif, la présence des muscles papillaires serait inutile. Selon Burdach, quand les muscles papillaires se contractent, ils tendent les valvules comme des voiles en les écartant des parois. Ils les tendent dans le sens de l'axe du ventricule. La valvule forme ainsi un entonnoir qui laisserait passer du sang, mais, selon lui, la pression du sang complète l'occlusion.

L'opinion de Bouillaud est difficile à comprendre ; il appelle les piliers tenseurs ou releveurs des valvules. Mais ce qu'il dit ensuite est remarquablement juste. Pendant la systole, toute la moitié gauche ou auriculaire du ventricule gauche est à peu près complètement effacée, tandis que la moitié droite ou artérielle lance dans l'aorte la colonne de sang qu'elle avait reçue de l'oreillette gauche.

Parchappe, en 1848, pensait que les piliers en se contractant et en se rapprochant fermaient la valvule comme on fermait autrefois la bourse à coulants. Les piliers tirent sur les cordages pour les ramener de la circonférence de l'orifice au centre. Les valvules se froncent et se ferment sous l'influence du rapprochement de la traction des colonnes charnues qui, en se contractant, se rapprochent au contact et jusqu'à l'engrènement. La colonne antérieure et la colonne postérieure, exactement appliquées l'une contre l'autre, s'engrènent par les saillies et les dépressions de leurs faces opposées. Les deux colonnes ainsi engrenées forment au centre de la cavité ventriculaire une seule colonne qui partage le ventricule en deux chambres, une moitié antérieure et une moitié postérieure.

Il y a du vrai dans cette théorie de Parchappe, que M. Marc Sée (*loc. cit.*) a reprise et développée d'une manière tout à fait remarquable.

M. M. Sée fait remarquer que la systole est une fonction active et que, pendant que l'ensemble des parois ventriculaires se contracte, les muscles papillaires se contractent aussi et que l'effet de cette contraction est de produire la tension des cordages tendineux et l'abaissement des valvules, malgré le raccourcissement des piliers.

Les muscles papillaires du ventricule gauche sont disposés de façon à s'emboîter l'un dans l'autre et à combler la portion gauche de la cavité ventriculaire.

En se contractant, ils attirent à gauche les deux valves de la valvule mitrale qu'ils appliquent l'une contre l'autre et contre la paroi ventriculaire. La valvule droite, ou grande mitrale, joue le rôle essentiel dans l'occlusion de l'orifice auriculo-ventriculaire. Mais la valvule gauche ou petite mitrale n'est pas inutile non plus que les deux languettes valvulaires accessoires. Elles empêchent le sang de refluer le long de la paroi pour rentrer dans le ventricule. On doit donc résumer ainsi la théorie de l'*occlusion active*.

Au moment de la systole, la contraction des piliers tend les valvules et les maintient dans la direction de l'axe du cœur. La pression du sang colle ces deux valvules l'une contre l'autre. La contraction ventriculaire, en rapprochant les colonnes charnues, comble la partie auriculaire de la cavité du ventricule gauche. Les valvules se plissent et les tendons arrivent au contact de manière à fermer l'espace qui sépare les bords valvulaires des colonnes charnues (Parchappe). Les muscles papillaires s'appliquent l'un contre l'autre et ferment la cavité auriculaire dans la région de la pointe (M. Sée).

Voilà, dans l'état actuel de la science, quelle est la théorie de l'occlusion de l'orifice auriculo-ventriculaire. La théorie de M. M. Sée nous permet de nous rendre beaucoup mieux compte des phénomènes produits par l'altération de cet orifice.

ÉTIOLOGIE

Il n'entre pas dans mon programme d'exposer l'étiologie générale des maladies du cœur. J'indiquerai seulement quelles sont, parmi ces causes, celles d'où dérivent plus spécialement les lésions valvulaires et les déformations de l'orifice mitral.

Au début de presque toute lésion de cet orifice, il y a toujours ou presque toujours, une endocardite valvulaire, ainsi que cela ressort des mémorables travaux de Bouillaud. A l'état aigu, l'en-

docardite produit une tuméfaction, un boursou-
flement du tissu de la valvule, et particulièrement
de son bord libre; c'est là une déformation qui
peut entraîner déjà un léger degré d'insuffisance.
La tuméfaction inflammatoire prépare surtout
les déformations et les rétrécissements, en produisant, dans le tissu des valvules, une prolifération abondante d'éléments embryonnaires, d'où
dérivent, par la suite, la déformation fibreuse et
la rétraction inodulaire. Aussi une maladie organique ne se trouve-t-elle point habituellement
créée pendant la durée même de l'affection qui
lui a donné naissance. Presque toujours elle se
constitue lentement à sa suite; et ses premiers
symptômes n'apparaissent souvent qu'au bout d'un
temps assez long pour que l'affection primitive ait
été déjà presque oubliée. Chez un bon nombre
de malades, ce sont des poussées inflammatoires
successives, à forme aiguë, déterminées chaque
fois par des formes nouvelles, qui accroissent peu
à peu les désordres anatomiques, en produisant de
nouvelles infiltrations plastiques et préparant de
nouvelles déformations.

M. L. Bard (de Lyon)[1] soutient que l'étude pré-
cise des caractères et des lésions anatomo-pathologiques et l'observation attentive des malades
permettent d'établir entre les caractères évolutifs
du processus anatomique et la marche clinique de
l'affection des rapports très étroits. Ces rapports
l'ont amené à penser que l'on a beaucoup exagéré

---

1. *Gazette hebdomadaire de médecine et de chirurgie*, 1892,
p. 374.

le rôle mécanique des lésions valvulaires ou myo-
cardiques en elles-mêmes, et qu'il faut faire à côté
de lui une très large part à l'influence directe,
inhibitoire ou autre, que les processus inflammatoires peuvent exercer sur les fibres musculaires
qui se trouvent dans leur voisinage immédiat.
Toujours d'après M. Bard, l'étude histologique
des lésions des endocardites chroniques vulgaires,
souvent même leur simple examen macroscopique,
montrent que dans les cas où les malades ont
succombé à des phénomènes asystoliques on se
trouve presque toujours en présence d'un processus
inflammatoire actif, subaigu ou chronique, mais
toujours présent, dans les cas où l'on croit d'ordinaire trop facilement à l'existence de lésions ci-
catricielles, simple reliquat d'une inflammation
éteinte. Le processus inflammatoire agissant n'est
pas un facteur plus négligeable que les troubles
des fonctions des orifices; les accidents qu'on
attribue au simple surmenage mécanique sont bien
plus souvent le fait des poussées inflammatoires,
et ils se rattachent à une sorte de parésie, réflexe
ou autre, du muscle cardiaque, à laquelle la dénomination abrégée d'asystolie inflammatoire con-
viendrait assez bien.

L'étiologie de l'endocardite, qui n'entre pas dans
mon sujet, s'est dans ces derniers temps singulièrement agrandie et je ne puis que recommander à
cet égard l'excellente thèse du Dr Lion sur les *endocardites infectieuses* (Paris, 1890).

Il est néanmoins certaines causes qui, agissant
sans fracas et à la longue, peuvent déterminer
insidieusement des altérations de la valvule mi-

trale. Ce sont des causes de ce genre que je désire passer en revue.

Chorée. — De toutes les maladies cérébro-spinales, la seule qui ait une corrélation bien avérée avec la maladie mitrale, c'est la chorée : d'abord elle est manifestement rhumatismale, c'est-à-dire d'origine spécifique ; comme tous les rhumatismes, la chorée porte sur les membranes du cœur et provoque la formation d'une endocardite microbienne analogue à toutes les endocardites dont on connaît maintenant la nature parasitaire. En général, ces endocardites ne guérissent qu'imparfaitement ; il en est même qui entraînent la mort, soit directement, soit par les embolies microbiques ; toutefois, ordinairement elles sont compatibles avec la vie, mais s'aggravent à chaque nouvelle attaque de chorée ou de rhumatisme, ou de chorée rhumatismale. On retrouve alors une lente maladie du cœur qui suit un cours identique à celui de toutes les affections valvulaires, avec des alternatives favorables ou fâcheuses. Cette corrélation n'est plus mise en doute. Si Roger en a peut-être exagéré le chiffre, toutes les statistiques modernes, celle de G. Sée, celles faites en Angleterre et en Amérique, sont là pour démontrer, pour confirmer la conception de la chorée ainsi formulée. Les statistiques pratiquées sur la plus vaste échelle (459 cas compulsés par S. Mackensie) donnent toujours une proportion de 3 sur 5 cas.

Ataxie locomotrice. — La coïncidence des cardiopathies avec l'ataxie locomotrice a été signalée par Charcot et Vulpian en 1870, puis par Rosembach, Grasset, Letulle, Hanot, Dreyfus-Brissac, etc.

Dans les observations réunies de Grasset, Letulle, Jaubert, c'est-à-dire dans 38 cas, 18 fois la lésion portait sur les valvules aortiques, 7 *fois sur la valvule mitrale seule*, 7 fois sur les deux genres de valvules.

Dans une thèse récente (Paris, 1888), Schnell a, sous la direction de Vulpian, retourné en tous sens la question des influences trophiques du système nerveux sur la production des lésions du cœur et, après des expériences nombreuses, est arrivé à nier complètement l'existence des altérations cardiaques d'origine nerveuse ou nervo-motrice.

Pourtant cette influence n'est pas douteuse. J'ai donné tout récemment des soins à un homme de 60 ans, présentant tous les signes du tabes depuis plusieurs années et qui a succombé tout récemment aux progrès d'une insuffisance mitrale.

D'après Grasset (*Traité des maladies du système nerveux*, 1886), si cette coïncidence des deux lésions n'est pas seulement due au hasard, et si l'on veut trouver entre elles un lien pathogénique, il paraît impossible de rattacher le tabes à la lésion cardiaque ou même la lésion cardiaque à une action directe de la moelle malade sur le cœur. La pluspart des cas de tabes compliqués d'altération cardiaque ont été remarquables par l'intensité et la durée des douleurs. Dès lors, on peut supposer que l'ataxie locomotrice développe l'altération cardiaque, non plus à titre de maladie de la moelle, mais à titre de maladie douloureuse. Les physiologistes ont, en effet, montré le retentissement que les excitations périphériques ont sur l'organe central de la respiration, et les cliniciens sont en train de fonder un groupe spécial de maladies du cœur secondaires à des maladies douloureuses (Potain, Barié, Arloing, etc.).

En opposition à la théorie proposée par Grasset, Letulle et H. Martin ont admis que tabes et cardiopathie pouvaient être des manifestations simultanées d'une seule et même cause, d'une sorte de diathèse fibreuse se caractérisant par de l'artériosclérose.

Raymond (Dict. Dechambre, art. Tabes) combat les deux opinions et préfère voir dans les lésions cardiaques, aortiques ou mitrales, constatées chez les tabétiques, une simple coïncidence, une complication fortuite amenée par les progrès de l'âge, par la sénilité précoce, ou développées sous l'influence des causes telles que le rhumatisme, l'alcoolisme, la syphilis qui interviennent communément en pareil cas.

Il faut conclure que c'est une question encore à l'étude.

Syphilis. — Les gommes, amas de substance jaunâtre, molle et désagrégée, proéminant tantôt à l'intérieur, tantôt à la surface des ventricules, quelquefois cachées dans leur épaisseur, sont de volumes très divers et de nombre variable. Il n'est pas douteux qu'elles ne soient susceptibles de ramollissement et d'ulcération. L'endocarde est presque toujours altéré au contact ou au voisinage des lésions syphilitiques du muscle cardiaque. On a constaté sur les valvules de petites végétations analogues à des condylomes; cette lésion, reconnue autrefois par Corvisart, niée par Laënnec, est ac-

ceptée aujourd'hui par bon nombre d'anatomo-
pathologistes comme une conséquence plus ou
moins directe de la vérole (Julia, Virchow, Gam-
berini, Lombroso).

La symptomatologie de ces accidents peut à
peine être ébauchée actuellement. Dans la plupart
des cas, le mal est resté inaperçu jusqu'à la phase
finale parfois très brusque ; tel fut le cas de la
prostituée dont on doit l'observation à B. Teissier.
Elle se rendit à la visite du dispensaire la veille
même du jour de sa mort et ne paraissait alors
nullement souffrante ; la phase d'asystolie ne dura
que quelques heures.

Impaludisme. — Les médecins des pays chauds
ont signalé des lésions du cœur, des hypertrophies, etc.

Maillot en 1855 constate, dans les 15 autopsies
de fièvre paludéenne qu'il peut pratiquer, tantôt la
dilatation, tantôt l'hypertrophie du cœur.

Faure (1855-1857) rencontre également le cœur
flasque, dilaté et hypertrophié.

Dutroulau, en 1861, trouve les lésions du
cœur dans la moitié des autopsies de fièvre intermittente qu'il fait : altération du muscle, épanchement de sérosité dans le péricarde, hypertrophie,
atrophie.

Enfin Griesinger (*Traité des maladies infectieuses*,
1864) note, outre les bruits chlorotiques, vasculaires et cardiaques, certains cas où, dans le cours
d'une véritable fièvre intermittente, des accidents
se manifestent du côté de l'endocarde, et l'on
peut alors rapporter à la fièvre intermittente le

début de quelque affection chronique spéciale.

M. Duroziez (*loc. cit.*) rapporte des observations dans lesquelles il n'a trouvé comme antécédents que des fièvres intermittentes pour expliquer la lésion du cœur. Dans 7 cas, la lésion observée fut le rétrécissement mitral, simple ou compliqué d'insuffisance aortique. Dans 5 cas, l'insuffisance mitrale est ajoutée à l'insuffisance aortique. Dans 4 cas, il trouva l'insuffisance mitrale simple. Dans une seconde catégorie, il trouva pour les antécédents le rhumatisme articulaire aigu avec la fièvre intermittente, plus ou moins espacés, plus ou moins enchevêtrés.

Dans la *Revue de médecine* de juillet 1890, G. Rauzier, chef de clinique à la Faculté de Montpellier, a publié de certaines localisations cardiaques de l'impaludisme aigu et conclut : « On trouve fréquemment, chez les sujets atteints de la forme légère de l'impaludisme aigu, des manifestations cardiaques qui passent inaperçues lorsqu'on ne les recherche pas ; elles se traduisent par un souffle au premier temps et à la pointe qui peut s'accompagner d'œdème, et qui doit être attribué à une insuffisance mitrale fonctionnelle, déterminée elle-même par l'action du poison palustre sur la musculature valvulaire. »

Il est probable, fait observer M. Duroziez, qu'il y a des cas légers, effleurants et des cas graves, creusants. Le rhumatisme n'agit pas sur les valvules toujours d'une façon intensive ; comme pour l'ictère, on doit admettre dans les cas légers le souffle chlorotique, et ne pas toujours admettre l'insuffisance fonctionnelle dont on abuse.

Insuffisance fonctionnelle (Voir C. Paul, *loc. cit.*, p. 544). — Dans l'hypertrophie du cœur, on entend parfois un souffle à la pointe : il est systolique et doux ; c'est un bruit d'insuffisance mitrale produit par la dilatation des cavités et l'induration des parois. Quand cette insuffisance se produit, il est impossible de rapprocher les colonnes charnues de premier ordre qui, par leur accolement, ferment les valvules mitrales. Le mécanisme en est très clair ; d'après C. Paul, si les trois piliers principaux du ventricule gauche ne peuvent pas se rapprocher dans la systole, il en résulte un état béant du canal mitral et, par suite, une insuffisance par dilatation de ses valvules. A propos de la symptomatologie, je reviendrai plus longuement sur la description de ce bruit de souffle.

Il est admis actuellement par la majorité des auteurs, en particulier par MM. Jaccoud, Potain et Rendu, que la dilatation seule peut causer l'insuffisance. Mais quand on veut remonter aux sources exactes et chercher des observations précises de ce genre, on s'aperçoit, comme pour les cas d'insuffisance aortique par dilatation de l'anneau, que rien n'est en réalité plus rare. Toutefois, la possibilité est beaucoup mieux établie pour la lésion mitrale que pour la lésion aortique. Jaksch, en 1843, plus récemment Peacock, ont rapporté des faits assez concluants en faveur de ce mécanisme. MM. Potain et Rendu ont rencontré quelques cas dans lesquels les valvules étaient intactes et paraissaient absolument saines, et où cependant le reflux du sang du ventricule dans l'oreillette était possible.

Par contre, le mécanisme qu'admettent la plupart des auteurs pour expliquer la lésion est passible de très sérieuses objections. D'après cette manière de voir, l'orifice se laisserait passivement distendre et relâcher, il deviendrait trop large pour les valvules, dont les bords ne sauraient plus s'affronter exactement. Or, pour peu que l'on dirige son attention sur ce point dans les autopsies, on s'aperçoit que c'est là une hypothèse purement gratuite. Toutes les fois que l'anneau ventriculaire s'élargit, les valvules qui s'y insèrent subissent une ampliation parallèle, en sorte qu'il se fait incessamment une adaptation de ces replis membraneux à la grandeur de l'orifice qu'elles doivent fermer. Il se produit, pathologiquement, un travail identique à celui qui s'opère pendant les premières années de la vie, alors que les diverses cavités du cœur et leurs valvules s'accroissent proportionnellement. La raison anatomique de l'insuffisance mitrale sans lésion valvulaire réside non pas tant dans l'élargissement exagéré de l'anneau que dans la dilatation extrême de la cavité ventriculaire. Par suite de cette dilatation, les muscles papillaires sont déviés de leurs axes et se trouvent repoussés plus ou moins en dehors, et les tendons, qui ne sont pas susceptibles de subir la même élongation, deviennent trop courtes, et tendent à tirer les bords de la valvule mitrale en bas et en dehors. (C. Paul.)

Artério-sclérose. — Les cardiopathies artérielles, comme les comprend M. Huchard (*loc. cit.*), peuvent prendre la forme valvulaire, le travail scléreux envahissant les piliers de la mitrale et provoquant une lésion qui, sans avoir ni la même origine ni la même structure que l'endocardite chronique rhumatismale, aboutit pourtant au même résultat, à l'insuffisance. Voici comment s'exprime l'éminent clinicien : « Le souffle organique, alors permanent, « se produit sous l'influence de deux lésions diffé- « rentes ; la sclérose avec rétraction des piliers al- « véolaires ou l'altération scléro-athéromateuse de « la valvule auriculo-ventriculaire. Dans ce dernier « cas, le bruit morbide peut être très intense, « quoique l'insuffisance soit elle-même très légère. « L'intensité du souffle dépend beaucoup plus du « frottement de la colonne sanguine contre les « rugosités athéromateuses que du degré de l'in- « suffisance. » J'aurai à revenir sur ce sujet dans un autre chapitre.

Ruptures valvulaires. — M. Barié (*Revue de médecine*, 1881), a consacré à cette étude un remarquable travail que j'essaierai de résumer. Les premiers faits de rupture du cœur remontent déjà à une date éloignée : c'est à Harvey qu'il faut en rapporter la première relation. Mais les premières observations d'une réelle valeur ne datent réellement que de Corvisart (*loc. cit.*). Dans l'une de ses autopsies il trouva une rupture complète d'une des colonnes charnues et des cordages tendineux qui vont s'insérer à la valvule mitrale. Bouillaud (*loc. cit.*) ne consacre que quelques pages sur ce sujet. L'étude des ruptures du cœur n'intéressant que l'appareil valvulaire, se compose d'un très petit nombre d'observations. La thèse récente de Le Piez ne renferme qu'un seul cas de déchirure valvulaire, perdu pour ainsi dire au milieu de trente-neuf observations de traumatisme cardiaque.

M. Barié a réuni trente-cinq observations de ruptures localisées à l'appareil valvulaire. La deuxième partie de son travail est consacrée à des recherches expérimentales.

Seize fois sur trente-cinq cas, la rupture valvulaire occupait la mitrale.

Ces ruptures sont, les unes d'origine spontanée, et succèdent alors le plus souvent à un effort violent ; les autres sont consécutives à un choc brusque et intense portant sur la cage thoracique ; ce sont tantôt les cordages tendineux, tantôt les colonnes charnues qui sont le siège de la rupture.

Quelle que soit l'origine des ruptures valvulaires spontanée ou traumatique, elles s'annoncent, pour la plupart, par un certain nombre de signes communs : douleur vive, déchirante au niveau de la région précordiale, dyspnée extrême, quelquefois une ou plusieurs attaques syncopales. Il sera question plus tard des phénomènes d'auscultation.

Il est possible de produire expérimentalement des ruptures valvulaires du cœur, en exagérant la tension qui pèse sur la valvule auriculo-ventriculaire gauche.

Les expériences ont été pratiquées par M. Barié sur des cœurs extraits de la poitrine, avec un dispositif ingénieux consistant dans un tube en Y dont une des branches est en communication avec un récipient contenant environ 10 litres d'eau, et l'autre va se mettre en rapport par un tube en caoutchouc avec un long tube de verre fermé servant de manomètre. Le récipient présente, en outre, deux tubulures en rapport, l'une avec un second manomètre, l'autre avec une pompe foulante qui, à chaque coup de piston, fait passer une partie du liquide contenu dans la branche du tube en Y fixé soit sur le tronçon de l'aorte sectionnée, soit sur l'orifice auriculo-ventriculaire. Quand on essaye de produire des ruptures des valvules auriculo-ventriculaires, on introduit préalablement entre les valvules sygmoïdes un tube de métal creux qui en empêche l'affrontement et permet au liquide, à chaque coup de pompe, de passer dans la cavité ventriculaire et d'aller presser sur les valvules auriculo-ventriculaires.

ANATOMIE PATHOLOGIQUE

L'existence d'une insuffisance mitrale se vérifie, sur la table d'autopsie, de la manière suivante : après avoir enlevé le cœur, on ouvre l'oreillette gauche, et l'on y verse une certaine quantité d'eau. Celle-ci pénètre dans le ventricule sous l'influence de la pesanteur. On prend alors le ventricule à pleines mains et on le presse brusquement. Si l'eau reflue dans l'oreillette, au lieu de passer complètement par l'aorte, il y a insuffisance. On peut encore, après avoir enlevé le cœur, enfoncer dans le ventricule gauche la canule pointue d'une forte seringue pleine d'eau, et pousser brusquement l'injection. S'il y a insuffisance, l'eau refluera dans l'oreillette. Un long tube en caoutchouc, muni d'une effilure en verre à une de ses extrémités et d'un entonnoir à l'autre, peut remplacer la seringue. On peut enfin constater l'insuffisance (quand c'est une insuffisance par dilatation) par la mensuration. C'est le moyen le plus sûr. En comparant les chiffres que l'on aura trouvés aux chiffres normaux, on saura s'il y a ou non dilatation de l'orifice. On se rappellera que la circonférence de l'orifice mitral est, en moyenne, de 102 millimètres chez l'homme et de 95 pour la femme.

La première altération anatomo-pathologique qui doit nous arrêter, c'est l'hypertrophie.

Il est facile de comprendre que, suivant le mode d'insuffisance et aussi le degré de la lésion, la quantité de sang qui reflue du ventricule vers l'oreillette soit singulièrement variable. Ces variations dépendent de trois facteurs principaux : d'une part, la largeur plus ou moins grande de la fente qui sépare les deux valves de la mitrale; d'autre part, la pression exercée sur le sang par le ventricule; enfin, le degré de tension du sang contenu dans l'oreillette, et la résistance plus ou moins efficace qu'il oppose au retour de la colonne sanguine. Quel que soit néanmoins le degré de l'insuffisance, il suffit qu'elle existe pour amener dans les conditions de circulation du cœur, et par suite dans la structure de cet organe, des modifications très profondes.

Les cavités gauches sont les premières à se ressentir de la présence de la lésion mitrale; l'oreillette distendue à chaque systole ventriculaire par un reflux sanguin plus ou moins fort ne tarde pas à se dilater en s'hypertrophiant, mais l'oreillette gauche reçoit encore le sang des veines pulmonaires. Les vaisseaux de la petite circulation,

veines et artères, ne tardent pas à se dilater; puis
à leur suite les cavités droites, exactement comme
dans le rétrécissement mitral. Contrairement à ce
que l'on voit dans les affections aortiques, c'est,
en effet, le ventricule droit qui établit la compensation. Il est donc forcé de s'hypertrophier pour
vaincre et surmonter l'augmentation de pression
du sang dans l'artère pulmonaire. Ainsi les cavités
droites, entraînées dans l'évolution morbide de la
cardiopathie, éprouvent des altérations structu-
rales; la dilatation devient permanente, si bien
qu'en fin de compte, la valvule tricuspide devient
à son tour insuffisante. On arrive graduellement,
par le fait des progrès de la maladie, à l'augmentation de volume des quatre cavités du cœur, avec
prédominance dans le ventricule droit. Le ventricule gauche conserve souvent les dimensions normales; il n'est pas revenu sur lui-même comme
dans le rétrécissement mitral.

Les oreillettes sont toutes deux larges, disten-
dues habituellement par des caillots; il est rare,
dans les cas d'insuffisance simple, de voir des
thromboses fibrineuses obstruer l'auricule gauche,
et de constater des plaques athéromateuses et des
végétations sur la paroi même de l'oreillette. Mais
le cœur ainsi augmenté de volume, susceptible
quelquefois d'atteindre des dimensions énormes
qui l'ont fait comparer à un cœur de bœuf, est
ordinairement flasque et manque de résistance. Ce
qui caractérise l'insuffisance et la distingue en
partie du rétrécissement, c'est que la dilatation
domine, et que l'hypertrophie n'est pas seule en
cause.

On trouvera donc à l'autopsie d'un individu atteint d'insuffisance mitrale un cœur globuleux, au lieu d'être pointu comme dans le rétrécissement mitral. La pointe élargie, arrondie, est formée par le ventricule droit plus encore que par le ventricule gauche. L'axe du cœur tend à devenir horizontal. L'augmentation de volume porte surtout sur le ventricule droit, puis sur l'oreillette gauche.

Je n'aborderai pas l'étude de la structure histologique pour laquelle je renvoie le lecteur à l'excellente thèse de M. Letulle (Paris, 1879), et à ma monographie sur l'hypertrophie du cœur. (Bibliothèque Charcot-Debove.)

Le docteur Briquet, dans une thèse consciencieuse (*De l'état du cœur gauche dans les lésions mitrales*, Paris, 1890), soutient que l'insuffisance mitrale n'amène jamais par elle-même l'hypertrophie du ventricule gauche. C'est dans l'enseignement du professeur Desplats (de Lille) qu'il a puisé cette idée, et c'est dans son service, pendant son internat, qu'il a recueilli ses principales observations. Pour lui, l'insuffisance mitrale pure est une rareté ; le plus souvent elle est associée à un rétrécissement ; celui-ci peut être plus ou moins marqué et, sans qu'il existe de limites précises, devenir la lésion dominante. Dans l'une de ses observations, où il s'agissait d'une insuffisance mitrale ancienne, le ventricule gauche était petit et sa paroi mesurait 12 millimètres. Mais si, dans la plupart des cas, l'absence d'hypertrophie lui paraît absolument prouvée, par contre, il se croit obligé à quelques réserves pour la dilatation du ventricule gauche. Car, en effet, les rapports entre l'épaisseur des parois de ce ventricule et sa capacité ont été peu étudiés, ce qui se comprend aisément si l'on tient compte de ce fait que l'état de la cavité ventriculaire *post-mortem* peut varier suivant le genre de mort.

Mais lorsque l'insuffisance mitrale coïncide avec d'autres lésions comportant l'hypertrophie, il va sans dire que cette dernière peut alors être manifeste. Ces lésions sont : les lésions de l'orifice aortique, le rétrécissement sous-aortique, le rétrécissement du système artériel, les lésions des parois artérielles, la symphyse cardiaque, les lésions rénales, la grossesse, les tumeurs abdominales.

Insuffisance d'origine artérielle. — « L'artério-« sclérose, dit M. Huchard, exerce surtout son « action sur le myocarde ; mais elle peut aussi reten-« tir sur l'appareil valvulaire qu'elle atteint sous « forme de dégénérescence scléro-athéromateuse. « Ce fait a une grande importance, et c'est ainsi qu'à « côté des cardiopathies artérielles à *type myocar-*« *dique*, on doit décrire les cardiopathies artérielles à « *type valvulaire*, celles-ci bien différentes des car-« diopathies endocardiques d'origine rhumatismale. « Mais ici se présente une grosse difficulté : les « valvules du cœur sont très pauvres en vaisseaux, « et on a même nié leur existence, malgré l'opinion « contraire de Lushka. Cependant, dans ces der-« niers temps, Darier, après avoir prouvé à nouveau « que, chez l'homme, les valvules sigmoïdes ne « renferment jamais de vaisseaux à l'état normal, a « démontré l'existence d'un réseau vasculaire sur la « valve aortique de la mitrale dans sa portion mus-

« culeuse qui comprend la sixième partie de la
« hauteur de la valvule ; ce réseau vasculaire serait
« alimenté par un ou deux ramuscules artériels
« naissant de la coronaire gauche à proximité de
« son origine et le plus souvent encore de la
« branche de bifurcation de cette artère qui, con-
« tournant l'oreillette droite, contribue à former
« le cercle artériel horizontal. A l'état normal, on
« ne voit jamais de vaisseaux remontant par les
« cordages tendineux des muscles papillaires
« jusqu'aux valvules auriculo-ventriculaires. Les
« vaisseaux de ces derniers muscles dépassent à
« peine la portion charnue. Mais, à l'état patholo-
« gique, toutes les valvules du cœur peuvent
« acquérir une vascularisation propre, absolument
« comme la cornée qui, dépourvue de vaisseaux
« à l'état normal, présente de nombreux éléments
« vasculaires de néoformation à l'état patholo-
« gique. »

En tout cas, l'endartérite oblitérante peut encore
se retrouver sur les vaisseaux des valvules, et
M. Huchard a remarqué que la grande valve
mitrale, précisément celle qui est pourvue normalement de vaisseaux dans sa portion musculeuse,
est altérée avec plus de fréquence et d'intensité
que sa congénère dans l'athérome artériel. « D'un
« autre côté, dit encore M. Huchard, M. H. Mar-
« tin a publié l'observation intéressante d'un arté-
« rio-scléreux, chez lequel les vaisseaux nourri-
« ciers de la valvule mitrale en état de dégénéres-
« cence athéro-calcaire très avancée, dans leur
« parcours à travers l'anneau fibreux qu'ils traver-
« sent tout autour de l'orifice auriculo-ventriculaire

« pour se rendre à cette valvule, présentaient une
« endartérite tellement avancée que leur lumière
« en était en grande partie oblitérée. Le muscle
« cardiaque présentait une endartérite de même
« nature avec les lésions consécutives de la sclé-
« rose dystrophique. Les lésions de cette dernière
« consistent dans une altération des artérioles.
« Leur tunique interne bourgeonne et finit par
« amener l'oblitération complète du vaisseau. A
« mesure que cette oblitération s'achève, les fibres
« cardiaques de ce territoire vasculaire, mais tout
« d'abord celles qui sont le plus éloignées, perdent
« leur vitalité, faute de l'aliment nécessaire. Elles
« dégénèrent et se mortifient; les granulations
« remplissent leur intérieur en amenant leur frag-
« mentation, et c'est alors que la trame conjonctive
« commence à proliférer. L'inflammation répara-
« trice s'installe, et c'est ainsi que peu à peu le tissu
« musculaire se trouve remplacé par un tissu sclé-
« reux d'abord mou, puis de plus en plus fibreux. »

Mais il ne faut pas oublier, d'après M. Huchard,
une autre variété anatomique, la sclérose péri-vas-
culaire. La tunique externe des artérioles semble
épaissie et envoie entre les faisceaux musculaires
du myocarde des prolongements de tissu conjonctif dont le volume est au-dessus de la normale.

Induration de la valvule. — A l'époque de l'endocardite primordiale, tant que l'inflammation est
aiguë, l'occlusion de l'orifice peut se faire, puisque
le gonflement de ce bord libre n'a d'autre résultat
que d'appliquer plus hermétiquement les deux
valves l'une contre l'autre. Mais dès que le tissu

de nouvelle formation se rétracte et subit la transformation fibreuse, il se raccourcit, et les valvules cessent d'être conniventes. Mais à elle seule, l'induration ne suffit pas à créer l'insuffisance ; l'affrontement des bords libres des deux valves peut être incomplet sans grands dommages, tant qu'une partie de la surface flottante de ces valves s'applique hermétiquement au moment de la systole. Lorsque le sommet du triangle de la valve antérieure est atteint, la cicatrice, se rétractant isolément, donne lieu à une série de plis radiés et de froncements qui ont pour conséquence la production d'une sorte d'encoche circonscrite au niveau du bord libre. Cette disposition entraîne l'insuffisance d'une façon presque certaine, comme s'il y avait en ce point une perte de substance à l'emporte-pièce.

Adhérences. — L'adhérence qui s'établit entre les valves et la paroi ventriculaire provoque fatalement l'insuffisance puisque le redressement de l'une ou l'autre de ces valves devient impossible au moment de la systole. Il faut dire d'ailleurs que rarement l'adhérence est complète ; le bord libre continue à flotter ; aussi ne se produit-il qu'une espèce de couture, au moment de la systole.

Raccourcissement des cordages tendineux. — Par suite de l'inflammation chronique, il arrive fréquemment que ces petits tendons deviennent cassants, grenus, scléreux et s'épaississent, souvent sont soudés en bloc et ne forment qu'une seule masse. Leur raccourcissement ne permet pas le libre redressement de la valvule, d'où l'insuffisance. La longueur normale de ces cordages peut être fortement réduite et il est facile de comprendre à quel point le jeu de la valvule doit être gêné. Une disposition de ce genre favorise singulièrement la rupture de ces cordages, surtout lorsqu'ils sont incrustés de sels calcaires et que leur élasticité est détruite. Les troubles qui résultent de cette rupture sont rapidement mortels.

Végétations. — A la surface des valvules malades, il s'élève souvent des *végétations* qu'on distingue, à leur début, en deux espèces. Les unes consistent en de très petites saillies du tissu valvulaire lui-même, dont quelques-unes, analogues à des villosités, seraient, suivant Lancereaux, une simple hypertrophie des saillies papillaires, que Luschka à trouvées à la surface des valvules dans l'état absolument normal; tandis que d'autres festonnent le bord des replis valvulaires à la façon de dents de loup. Les végétations de l'autre espèce paraissent avoir la composition de petits grains de fibrine concrète et souvent encore un peu rougeâtre, qui adhérent plus ou moins fortement à certaines parties malades de la surface valvulaire. Par la suite, l'adhérence semble devenir de plus en plus intime, et les grains fibrineux, s'organisant par prolifération et pénétration du tissu voisin, prennent une consistance et un aspect tout à fait fibreux. La forme de ces végétations est extrêmement variée; elles sont tantôt coniques, tantôt nummulaires, tantôt framboisées. On en observe même qui affectent la forme de villosités très longues et très minces; certains groupes, au voisinage de l'insertion

des tendons, figurent des guirlandes régulières.
D'après Cornil et Ranvier, les végétations prétendues fibrineuses ont une structure caractéristique.
Elles sont recouvertes d'une couche hyaline formée
par de la fibrine. Cette couche de fibrine est plus
ou moins épaisse, ce qui peut donner lieu à une
erreur d'interprétation.

Les éléments cellulaires de la végétation sont
allongés ou aplatis; ils sont séparés par une substance intercellulaire fibrillaire toujours abondante;
c'est à la présence de cette substance qu'elles
doivent leur consistance cartilagineuse.

Caillots sanguins. — Certains caillots méritent la
désignation de caillots actifs, si l'on entend par ce
mot ceux qui se sont formés pendant la vie. Ce
sont les concrétions fibrineuses développées en
couches minces à la surface des végétations ou sur
des valvules déchirées. Ces caillots sont blancs ou
jaunâtres; ils ne contiennent pas de globules rouges, mais seulement des lames de fibrine granu-
leuse.

D'après la théorie de A. Schmidt, leur formation
résulterait de la condensation de la substance fibri-
nogène du sang au contact seulement de la paroi
enflammée.

D'autres caillots plus volumineux se forment à
la suite d'un ralentissement du cours du sang,
comme on l'observe dans l'asystolie. Ces caillots
ont un volume et une forme variables. Ils sont
enchevêtrés dans les colonnes charnues, adhèrent
ainsi aux parois du cœur et sont uniformément jaunâtres. Quand ils sont anciens, leur partie superfi-

cielle est plus consistante, tandis que leur centre se ramollit et forme un détritus granuleux dans lequel on trouve toujours des globules blancs qui souvent sont en nombre très considérable (Cornil et Ranvier).

Anévrysmes valvulaires. — La lésion décrite sous le nom d'anévrysme valvulaire (Thurnam, Fœrster, Pelvet) est une conséquence de l'endocardite aiguë siégeant sur les valvules.

La multiplication des cellules, leur état embryonnaire, le ramollissement de la substance intercellulaire et la disparition des fibres élastiques, phénomènes liés à l'endocardite, font perdre à la valvule sa résistance, de telle sorte qu'elle ne peut plus supporter la pression sanguine. Lorsque, sous l'influence de l'endocardite aiguë, le ramollissement s'étend rapidement à toutes les couches de la valvule, celle-ci se laisse distendre d'abord, mais bientôt elle est rompue. Si au contraire, la marche de l'inflammation est plus lente, la valvule, ayant perdu seulement une partie de sa résistance, se laisse lentement déprimer sans se rompre.

Ces anévrysmes sont constitués par de petits nodules, variant de la grosseur d'un pois à celle d'une fève, rarement plus considérables, qui se développent entre les deux feuillets de la valvule, la soulèvent, et ne tardent pas à s'ouvrir par un pertuis plus ou moins anfractueux, soit sur la face auriculaire, soit sur la face ventriculaire de la valvule, souvent sur les deux à la fois. Il arrive presque toujours un moment où, la lame membraneuse de la valvule venant à céder, la communication est ouverte entre le ventricule et l'oreillette, et l'insuffisance se trouve constituée. D'ailleurs, le siège de ces petits anévrysmes, ou plutôt de ces abcès valvulaires est essentiellement variable. La plupart du temps, ils se montrent dans l'épaisseur des deux valves, à une certaine distance du bord (Cornil et Ranvier).

Il y a lieu de rapprocher de ces faits qui, pour la plupart, se voient chez des individus jeunes, et ont trait à l'endocardite ulcéreuse, les cas, excessivement rares, de *tumeurs de la valvule mitrale*. M. Curtis a rencontré, chez une femme morte subitement, un myxome situé sur la face auriculaire de la lame postérieure de la mitrale (*Arch. physiol.*, mars 1872). On conçoit que cette lésion qui a été retrouvée également par M. Debove sur la valvule tricuspide (*Bull. soc. anat.*, 1875, p. 247), puisse donner lieu à l'insuffisance, par le fait de son volume ou de son siège au niveau du bord libre; mais ce sont là des raretés pathologiques avec lesquelles il n'y a pas à compter en clinique.

Lésions pulmonaires. (Voir *Traité de médecine*, t. IV, p. 412 et suivantes). — A une période assez avancée de la cardiopathie valvulaire, les deux poumons présentent surtout aux deux bases, une couleur d'un brun jaunâtre; ils sont durs, compacts, œdémateux; c'est l'*induration brune* qui caractérise le poumon cardiaque. Si l'on examine le poumon ainsi altéré au microscope, on constate que tous les vaisseaux sanguins sont dilatés et que leur tunique externe et souvent leur tunique interne sont épaissies par un processus d'endopériartérite. En même temps, comme Renaut (de Lyon), Boy-Teissier (*Thèse de Lyon*, 1883), Honnorat (*Thèse de Lyon*, 1887), l'ont bien montré, il existe une véritable sclérose pulmonaire, car il se produit un processus de sclérose dans tous les organes atteints d'œdème chronique. L'espace périlobulaire est épaissi et des travées scléreuses s'avancent dans les régions intra-lobulaires. Les cloisons interalvéolaires sont atteintes d'infiltration embryonnaire et subissent ensuite la transformation fibreuse; la cavité des alvéoles se trouve aussi très réduite. Dans l'inté-rieur des alvéoles, on trouve des globules rouges libres, des globules rouges inclus dans les cellules de l'épithélium pulmonaire, des grains de pigment libre, ou inclus dans l'épithélium, ou inclus dans les leucocytes.

D'après Rindfleisch, dans l'induration brune, le sphincter musculaire qui entoure la bronchiole ter-minale serait très hypertrophié.

L'origine de ces altérations est rapportée à l'hy-postase dans les capillaires du poumon, hypostase qui tient à l'augmentation de la tension dans le système de la petite circulation sous l'influence de l'asthénie cardiaque.

D'après Traube, les capillaires dilatés rétrécis-sent les alvéoles pulmonaires et ainsi serait dimi-nué le champ de l'hématose.

Les *infarctus hémorrhagiques* du poumon cons-tituent une complication propre aux affections du cœur, particulièrement aux lésions de l'orifice mi-tral, lorsque le cœur droit présente une dilatation telle que le sang y circule difficilement et que de cette stase résultent des dépôts de fibrine entre les colonnes charnues, sur les cordages tendineux ou dans les auricules. Ces caillots peuvent se détacher, et cette fragmentation est l'origine la plus commune des moyennes embolies pulmonaires, de celles qui donnent naissance à l'infarctus.

Dans le territoire de l'artère obstruée, on observe l'*infarctus hémoptoïque* de Laënnec, c'est-à-dire le farcissement du parenchyme par du sang extravasé. C'est l'ancienne apoplexie pulmonaire. (Voir la thèse d'agrégation du docteur Duguet, 1874.)

C'est presque toujours en bas et en arrière d'un poumon, rarement des deux, qu'on rencontre ces infarctus, en plus ou moins grand nombre. Ils sont superficiels ou profonds, sous forme d'ecchymose, ou de noyau induré perceptible par la palpation. Leur volume est variable; ils sont de la grosseur d'une aveline lorsqu'ils occupent un lobule. On peut rencontrer des infarctus lobaires. Ils forment des nodules d'une couleur noirâtre ou violacée, Gendrin les comparait à des truffes; ils sont parfois couleur de jais. Les infarctus sous-pleuraux ont une forme pyramidale, les profonds une forme ovoïde.

A la coupe, on remarque que ce tissu est compact, granuleux, privé d'air; la coupe est sèche et dure et, par le grattage, on parvient difficilement à chasser des alvéoles quelques grumeaux qui semblent desséchés; le tissu, en vieillissant, devient élastique et friable.

Au microscope, on voit les alvéoles pulmonaires remplis de globules rouges au milieu desquels quelques globules blancs. Ces globules sont enserrés dans un réseau de fibrine. On trouve aussi des granulations pigmentaires et des cristaux d'hématoïdine. Les artères, les veines, les bronchioles, les travées alvéolaires, même les lymphatiques sont remplis du même sang desséché. Au pourtour de l'infarctus, il existe souvent des lésions de pneumonie chronique.

La *restitutio ad integrum* n'est possible que si l'artère redevient perméable. Dans ce cas, la fibrine et les globules du sang subissent la dégénérescence graisseuse ; l'hémoglobine mise en liberté se transforme en hématoïdine et en hématine, dont les fragments sont absorbés peu à peu par les leucocytes et les cellules épithéliales des alvéoles.

Pendant ce travail de résorption, l'infarctus se ramollit et prend une teinte rouillée de plus en plus claire. Une partie de la masse dégénérée est évacuée par les bronches ; l'autre est en grande partie résorbée ; enfin le lobule devient perméable à l'air. C'est le même mécanisme que celui qu'on observe dans la résolution de la pneumonie.

Mais le plus souvent l'oblitération de l'artériole est définitive et il reste de l'*induration brune*. Cependant si les artères bronchiques sont perméables, il se fait une résorption analogue à celle que nous venons de décrire ; les cloisons conjonctives s'épaississent ; les cavités alvéolaires sont oblitérées par du tissu fibreux et l'infarctus est remplacé par une *cicatrice fibreuse* qui s'infiltre quelquefois de sels calcaires, comme l'a démontré Pitres (voir *Traité de médecine*, tome IV). Si les artères bronchiques ont été comprimées ou oblitérées, on voit l'infarctus subir la *dégénérescence graisseuse* et prendre l'aspect d'un bloc caséeux grisâtre ou jaunâtre ; cette bouillie peut s'éliminer, et il peut rester à la place une *caverne*.

Il reste à expliquer pourquoi un corps qui oblitère un rameau de l'artère pulmonaire détermine dans le territoire de l'artère oblitérée un foyer hémorrhagique. Dans la théorie de la *fluxion collatérale*, le premier effet de l'oblitération est l'anémie des vaisseaux situés au delà du point oblitéré ; dans le territoire ainsi anémié, la pression vasculaire tombe à zéro ; dès lors un courant rétrograde tend à s'établir des capillaires avoisinants et même de la veine correspondante vers ce district vasculaire immobilisé. Ce reflux sanguin amène un « engorgement » ; celui-ci altère la nutrition des vaisseaux qui se rompent, laissant le sang se répandre dans le tissu pulmonaire.

L'expérimentation n'est pas très favorable à cette hypothèse ; elle ne met pas en évidence l'anémie du territoire embolisé ; de plus, au lieu de se montrer à la périphérie, l'hémorrhagie se fait en masse dans tout le territoire.

La théorie de MM. Ranvier et Duguet est plus plausible : d'après ces auteurs, l'embolie détermine une inflammation et une dégénérescence rapide de l'artériole oblitérée ; la paroi vasculaire perd sa solidité, se laisse rompre immédiatement en deçà de l'embolie par l'action de la pression sanguine, et l'hémorrhagie se fait dans la tunique adventice de l'artère, se répandant par cette voie dans tout le département vasculaire.

Parmi les complications de l'infarctus, on peut trouver, tantôt autour, tantôt loin du foyer, de l'hépatisation pneumonique véritable, c'est-à-dire avec des pneumocoques, tantôt une inflammation suppurative, laissant à sa place une cavité à parois villeuses dont le contenu est expectoré sous forme d'une matière brunâtre.

On peut voir aussi l'infarctus se gangrener. Il se transforme alors en un putrilage noirâtre et fétide. Cette gangrène tient probablement à ce que le foyer nécrobiotique est devenu la proie de microbes saprogènes. Autour de l'infarctus, il se développe souvent une coque fibreuse ; enfin, dans le cas d'infarctus sous-pleuraux, il se développe un épanchement séreux ou hémorrhagique ; d'après M. Charcot, cette forme de pleurésie est à peu près la seule qu'on observe chez le vieillard.

Foie cardiaque (voir Labadie-Lagrave, *Traité des maladies du foie*, 1892). — Les mitraux ont fréquemment des crises d'asystolie dans l'intervalle desquelles il reste encore de la congestion hépatique. Aussi observe-t-on dans ces cas des lésions profondes qui vont jusqu'à ce que l'on a décrit sous le nom de *cirrhose cardiaque*.

Il faut encore bien savoir que l'altération cardiaque du foie varie beaucoup selon les cas. Tandis que tel asystolique aura surtout son rein atteint, tel autre aura son poumon frappé, tel autre son foie. Tout cela dépend de la résistance locale des vaisseaux, et Rigal a particulièrement insisté sur le rôle des affaiblissements partiels du système vasculaire dans la localisation des symptômes asystoliques.

Parmentier (*Thèse de Paris*) a étudié expérimen-

talement le foie cardiaque et s'est servi pour cela
du valvulotome à curette de F. Frank avec lequel
il a produit des insuffisances tricuspidiennes. Il
a obtenu la congestion, l'apoplexie hépatique
même, mais n'a jamais pu observer la sclérose,
même chez des chiens qui avaient survécu un an et
demi à l'opération.

Dans la *congestion passive*, le poids de la glande
est toujours augmenté, et dans les cas accentués,
sa forme est changée, parce que le lobe droit se
développe bien plus que le gauche. La coupe laisse
échapper une grande quantité de sang et présente
des îlots foncés au milieu de zones claires. Cet
aspect, dit *noix de muscade*, peut être généralisé à
tout l'organe, ou même n'exister que sous la capsule et cesser à un ou deux centimètres au-dessous
de la surface. Il y a, dans certains foies, de véritables foyers hémorrhagiques renfermant du sang
épanché. Dans le *foie muscade dur*, l'aspect est
variable. Rarement le volume est inférieur à la
normale; habituellement il est normal ou supérieur.
Souvent de la capsule épaissie partent des bandes
fibreuses qui s'enfoncent dans le parenchyme;
tantôt il y a des dépressions donnant naissance à
des expansions fibreuses accompagnant les veines
sus-hépatiques de la périphérie de l'organe et dont
le centre est à peine dur; tantôt la surface est gra-
nulée. Dans ce cas, le volume des granulations
varie de celui d'un pois à celui d'une tête d'épingle;
à la coupe il y a des travées grisâtres, ou des cordes
fibreuses contenant des îlots d'un brun noirâtre.

L'*examen histologique* montre des capillaires
dilatés partant de la veine sus-hépatique; ils se

réunissent, selon la description de Sabourin [1], aux capillaires dilatés aussi des lobules voisins et contribuent à diviser les lobules en segments au centre desquels est un espace porto-biliaire; plus tard les capillaires se dilatent de plus en plus vers l'espace porte et finissent par l'atteindre. Sabourin admet qu'il y a épaississement des parois des capillaires et disparition des cellules hépatiques par atrophie. Cette disparition peut être complète, de telle sorte qu'il ne reste plus qu'une sorte de cavité renfermant des noyaux et des débris granuleux.

Parmentier a insisté sur la surcharge pigmentaire des cellules en voie d'atrophie.

Pour ce qui concerne la *cirrhose cardiaque*, les anatomo-pathologistes sont partagés en deux opinions. Pour les uns, la sclérose a pour point de départ les veines portes et les artères; pour les autres, c'est autour des veines sus-hépatiques qu'elle se développe. Pour Talamon [2], c'est l'artère hépatique chroniquement enflammée qui sert de point d'appel aux lésions de la cirrhose diffuse.

Sabourin et Parmentier admettent au contraire que le point de départ de la sclérose est dans les veines sus-hépatiques. Il y a d'abord un épaississement des parois veineuses sus-hépatiques, puis une péri-capillarite amenant l'épaississement fibroïde des parois des capillaires, qui semblent formées par un tissu fibroïde.

En dehors de cet épaississement, on ne constate

1. Rôle du système veineux sus-hépathique dans la topographie de la cirrhose du foie (Revue de médecine, 1882).
8. Lécorché et Talamon, *Études médicales*, 1881.

au début que des lésions congestives. Un degré de plus, et l'on a ce que Parmentier appelle la *cirrhose pénicillée*, c'est-à-dire l'épaississement plus accentué des parois des capillaires qui rayonnent à partir de la veine centrale.

Bientôt une plaque fibreuse prend naissance autour des veines sus-hépatiques, par la fusion des parois des capillaires, en même temps que ceux de ces derniers qui suivent les voies anastomotiques des territoires sus-hépatiques, augmentent d'épaisseur. Il se forme ainsi des bandes scléreuses unissant les veines et constituant de véritables anneaux. Tantôt ces anneaux circonscrivent un territoire hépatique assez étendu, tantôt un seul espace porte est ainsi entouré, et on a alors ce type du foie interverti de Sabourin.

Autour de la veine sus-hépatique, les cellules ont disparu; rarement il y a des pseudo-canalicules biliaires ou quelques cellules isolées. La plaque scléreuse contient parfois des capillaires dilatés et des cellules hépatiques dans les mailles d'une sorte de filet, c'est la *sclérose réticulée*.

L'espace porte reste indemne; quelquefois il y a obstruction du canalicule biliaire par un bouchon muqueux.

Quelle est la cause de la cirrhose cardiaque? La localisation s'explique par le fait de la distension capillaire et de l'atrophie trabéculaire d'origine mécanique. On peut penser aussi que la résistance des éléments du foie est si diminuée, qu'ils sont très atteints par les poisons d'origine gastro-intestinale, qui arrivent normalement ou anormalement dans l'organe.

Rein cardiaque (voir Labadie-Lagrave, *Maladies des reins*, 1892). — Les reins sont augmentés de volume, leur capsule d'enveloppe pauvre en éléments adipeux, se laisse facilement détacher. Mise à nu, la surface du rein apparaît lisse, colorée en rouge foncé, avec les étoiles de Verheyen gorgées de sang. Sur une coupe transversale, les deux substances se montrent avec une teinte d'un rouge très foncé, plus sombre toutefois au niveau des pyramides, ce qui tient à l'énorme réplétion des vaisseaux droits. Dans la substance corticale, on trouve souvent, d'après Cornil et Brault, des points rouges ecchymotiques dus à une petite hémorrhagie dans la capsule de Bowmann.

Suivant les mêmes auteurs, les canalicules contournés remplis de sang se présentent souvent à la coupe sous forme de lignes rouges sinueuses, déjà visibles à l'œil nu.

A un degré plus avancé, la consistance du rein augmente, la capsule se détache moins facilement, et, à la coupe, on éprouve une résistance plus grande. C'est à cet état du rein que Klebs a donné le nom d'*induration cyanotique*.

A l'examen microscopique, on aperçoit les veines et les capillaires fortement distendus par le sang jusqu'en aval des anses glomérulaires. Mais la paroi artérielle n'éprouve, suivant Cornil et Brault, aucune altération, quand aucune autre cause que la maladie cardiaque n'a porté sur le rein. Il n'y a pas d'endartérite; les glomérules sont congestionnés, mais très rarement sclérosés.

Quant aux canalicules contournés, les uns sont absolument sains, d'autres remplis de sang, d'autres enfin présentent une dégénérescence granulo-graisseuse des épithéliums; ou bien ceux-ci contiennent des granulations pigmentaires jaunâtres ou brunes provenant de la matière colorante du sang. Dans la substance médullaire, les tubes sont comprimés le plus souvent par les capillaires distendus.

Lorsque la congestion veineuse a duré longtemps, le parenchyme rénal, à force d'être irrigué par un sang pauvre en oxygène et saturé d'acide carbonique, pâtira dans sa nutrition. Les a térations de l'épithélium sont alors les suivantes : le bord des cellules épithéliales des tubes contournés est abrasé, leur hauteur moindre qu'à l'état normal et le bord libre fréquemment limité par une cuticule striée.

La bordure des cellules est alors homogène, transparente, striée de lignes parallèles entre elles, et perpendiculaires au bord des cellules, de telle sorte que leur bord libre ressemble beaucoup au bord strié des cellules de l'épithélium cylindrique de l'intestin. Ce sont là des modifications du revêtement cellulaire très nettes, mais qui n'ont pas une grande importance, au point de vue du fonctionnement des cellules, car elles paraissent normales dans le reste de leur étendue.

Le tissu conjonctif est très dense, épaissi, sa structure fibrillaire est plus accusée. Cette hyperplasie du tissu conjonctif peut être très minime; d'autres fois elle est plus accusée, et alors elle a certains sièges d'élection : autour des étoiles de Verheyen et dans la substance tubuleuse, entre les gros tubes collecteurs. Ces lésions du tissu conjonctif avaient fait penser à Klebs que la congestion passive peut amener à la longue les lésions de la néphrite interstitielle. Mais cette opinion est combattue, aujourd'hui encore, par la presque unanimité des auteurs.

Cornil et Brault rapprochent le rein cardiaque du foie cardiaque, et en font une lésion *sui generis* qui ne rentre nullement dans le cadre des néphrites. D'après ces auteurs, la cause immédiate de ces lésions, c'est une stase veineuse passive, presque exclusivement mécanique. Le sang, moins oxygéné, restant en contact plus ou moins prolongé avec les éléments du rein, amène la série des altérations décrites plus haut. Ces altérations sont souvent minimes, quelquefois plus marquées, mais ne peuvent être confondues avec celles qu'on observe dans les néphrites.

Estomac cardiaque. — L'estomac, dans les maladies du cœur, présente presque toujours des altérations que M. Lancereaux avait déjà signalées (*Atlas d'anat. pathol.* Planche IV).

L'étude la plus récente, excellente en tous points, est due au docteur Hautecœur[1].

Extérieurement, l'estomac est peu modifié : la dilatation stomacale est rare; il y a plutôt de la distension. Les vaisseaux des courbures sont en général plus apparents qu'à l'état normal; les veines sont turgescentes. Les petits vaisseaux qui relient les deux courbures sont aussi beaucoup plus

1. Études sur les troubles et les lésions de l'estomac chez les cardiaques (Thèse de Paris, 1891).

marqués qu'à l'état normal; il existe des dilatations
capillaires sur la tunique externe de l'estomac. Les
parois de l'estomac sont en général normales; elles
ne sont pas épaissies.

A l'ouverture de l'estomac, on voit la muqueuse
presque toujours altérée et surtout congestionnée.
La lésion prédominante consiste dans une injection plus ou moins étendue. On constate, en certaines régions, des traînées de fins capillaires, se
réunissant pour former de petites étoiles irrégulières. On observe encore assez souvent de petites
taches pigmentées, de la grosseur d'une tête d'épingle, formant une sorte de piqueté noirâtre, siégeant soit au voisinage de la grande courbure,
soit dans la région du pylore.

Mais il peut exister dans l'estomac des lésions
plus profondes.

On ne connaît pas d'exemple probant d'ulcère
rond, mais on peut observer des érosions plus ou
moins étendues. Ce sont de petites taches rougeâtres, arrondies et de dimensions diverses.

A la loupe, les petits capillaires apparaissent
comme les rayons d'une étoile. A leur centre existe
un petit point noirâtre qui, sous un mince filet
d'eau, disparaît pour laisser à sa place une toute
petite érosion.

Au microscope, on constate des lésions très
nettes du système vasculaire; il s'agit surtout de
périartérite; un grand nombre de veines sont oblitérées par des infarctus. Le tissu conjonctif proliféré
abonde autour des tubes glandulaires qui sont notablement raréfiés. Ces tubes glandulaires, comme
les culs-de-sac, sont revêtus d'une seule rangée de

cellules cubiques formant des blocs légèrement granuleux, et dans lesquels le noyau manque ou est à peine visible.

La musculeuse de la muqueuse est transformée par places en tissu fibreux. Les autres tuniques de l'estomac ne paraissent pas altérées.

Quant aux petites ulcérations de la muqueuse, ces pertes de substance semblent se rapprocher beaucoup des lésions décrites sous le nom d'érosions hémorrhagiques par Rokitanski, par Brinton et enfin par Balzer (*Revue de médecine*, 1877). Pour ce dernier, la congestion seule ne suffit pas à expliquer l'extravasation des globules autour des veines et des capillaires. Elle ne peut s'expliquer que par le fait d'une inflammation préalable ayant déjà altéré les parois vasculaires et modifié les tissus voisins. C'est la théorie de la gastrite ulcéreuse de Cruveilhier, étendue à la formation de ces petites érosions. Pour M. Hautecœur, au contraire, la congestion seule peut produire des érosions hémorrhagiques de l'estomac.

Lésions emboliques et apoplectiques de l'encéphale. — Décrire les lésions nécrobiotiques créées dans le cerveau par le transport d'une embolie, ce serait faire l'histoire anatomo-pathologique du ramollissement cérébral; je me garderai bien d'aborder un pareil sujet et m'en tiendrai aux seules données faisant rigoureusement partie du programme que je me suis tracé.

M. Potain fait remarquer avec un grand sens clinique (*Bulletin médical*, 1892, n° 96 *bis*) que la constatation d'accidents légers parmi les anamnestiques d'un apoplectique ne doit pas faire éliminer l'hypothèse d'une embolie. Très fréquemment, en effet, l'arrivée d'une volumineuse embolie, susceptible d'anéantir le fonctionnement cérébral, a été précédée de l'arrivée, à intervalles plus ou moins éloignés, de petits caillots insuffisants pour produire des accidents graves, mais très suffisants pour produire des troubles appréciables. Dans un assez grand nombre de cas, cette pluie de petites embolies a précédé l'arrivée d'une grosse embolie; si bien qu'on a tort d'être absolu, quand on affirme que des accidents cérébraux variés précèdent l'attaque apoplectique due à une hémorrhagie, tandis que celle qui est due à une embolie débute brusquement.

Ces coagulations sanguines se forment dans certains points de l'endocarde où le courant sanguin n'est pas assez rapide pour entraîner au fur et à mesure de leur formation, les petits atomes de fibrine qui se déposent sur la membrane altérée. Le plus important de ces points est la portion d'endocarde qui se trouve immédiatement au-dessus et en arrière de l'orifice mitral; il s'en forme également assez souvent dans l'auricule, mais le ventricule lui-même n'est pas à l'abri de ces dépôts qui se font surtout au niveau des ulcérations de l'endocardite infectieuse. Un autre lieu d'élection pour ces formations est la partie du ventricule correspondant à la pointe du cœur dilaté. C'est qu'en effet la transformation fibreuse du muscle cardiaque, conséquence de la dilatation, débute d'habitude par la pointe, ce qui explique pourquoi cette portion de la cavité ventriculaire se vide moins facilement du sang qu'elle contient.

Il résulte de ce qui précède que la formation de coagula est une complication relativement fréquente des affections mitrales, et cependant les manifestations fonctionnelles d'une embolie, l'attaque apoplectique en particulier, sont relativement assez rares. Il est facile de se rendre compte de ce paradoxe, en considérant que tout le système artériel peut être le point d'arrêt d'un de ces caillots, et que, pour manifester leur présence, il faut, d'une part, qu'ils aient un certain volume, et d'autre part, que l'organe où ils s'arrêtent ait un fonctionnement assez délicat pour que le moindre trouble dans ce fonctionnement puisse être facilement apprécié ; d'une façon générale, aucun organe n'est aussi facilement influencé que le cerveau par le dépôt d'un caillot dans son système artériel ; d'abord parce que les artères de l'encéphale ont peu d'anastomoses, ensuite parce que l'encéphale est le plus délicat de tous nos organes.

Mais le mécanisme de l'embolie n'explique pas tous les faits d'hémiplégie chez les cardiaques. Il peut exister chez ces derniers, comme coïncidence, des anévrysmes miliaires étudiés, pour la première fois, il y a vingt ans, par MM. Charcot et Bouchard ; ces anévrysmes se rompent et produisent des hémorrhagies mortelles, même dans des affections valvulaires qui paraissent absolument compensées.

L'oblitération embolique des *vaisseaux rétiniens* se produit souvent chez des individus qui laissent à peine soupçonner une affection cardiaque : l'embolie survient brusquement et se traduit instantanément par la perte de la vision. Tous les phénomènes de cette grave lésion se trouvent très bien décrits dans les travaux de Galezowski, de Warlomont et Duwez, etc. Il faut noter surtout à l'ophtalmoscope l'excessive ténuité des artères et l'anémie de la papille, ainsi que l'hyperhémie des veines rétiniennes près de l'équateur de l'œil.

Les *apoplexies rétiniennes* ne se développent pas aussi fréquemment que les embolies; elles paraissent surtout se produire dans les lésions artériocardiaques et dans l'insuffisance mitrale d'origine artérielle.

Œdème. — Lorsque le *cœur gauche* se trouve dégénéré, il ne se vide plus; lorsque le cœur droit, consécutivement à l'insuffisance mitrale, perd sa puissance contractile, il y a surcharge à la fois dans le ventricule droit et dans l'oreillette correspondante, et par suite les grandes veines du corps, les veines caves supérieure et inférieure déversent difficilement le sang dans l'oreillette déjà remplie. Le flux se fait sentir jusque dans les plus petites veinules.

Quand ce regorgement a persisté un certain temps, il arrive par suite de la haute tension, et probablement d'altération des parois vasculaires, sans compter l'influence du système nerveux périphérique, une transsudation du sérum par les parois, et une accumulation du sérum dans les tissus.

C'est l'*œdème*, quand il est circonscrit, c'est-à-dire une hydropisie partielle; celle-ci peut atteindre les organes cavitaires et s'étendre de façon à remplir tout l'organisme sous le nom d'*anasarque*,

qui s'observe rarement d'ailleurs dans les cardiopathies.

Chez les cardiaques, les infiltrations séreuses
deviennent souvent le fait prédominant, le seul
parfois contre lequel on ait quelque prise.

Le liquide séreux s'accumule dans le tissu cellulaire ou dans les cavités closes, c'est-à-dire dans
des espaces ou lacunes que l'on regarde en anatomie générale comme appartenant au système
lymphatique. Ce liquide n'est cependant pas de la
lymphe. Il en diffère par sa composition et par ses
propriétés physiologiques. Il renferme, en général,
moins d'éléments figurés et il n'a pas la propriété
de se coaguler spontanément. Le liquide hydropique est également bien distinct des transsudations
séreuses d'origine inflammatoire, qui contiennent
des éléments figurés (globules rouges et globules
blancs) et laissent déposer une proportion variable
de fibrine. M. Hayem (leçons de thérapeutique,
2ᵉ série) insiste sur ce fait que le liquide hydropique est en quelque sorte éminemment physiologique. Il représente le milieu naturel des éléments
du sang : d'où résulte pour le médecin la nécessité
de le considérer comme une partie de l'organisme
issue de ses voies naturelles, mais non altérée et
devant être conservée plutôt que rejetée au dehors.
En effet, les sérosités hydropiques peuvent être
reprises par le torrent circulatoire en grande quantité et dans un court espace de temps, sans danger
aucun pour l'organisme. Au contraire, les sous-
tractions abondantes de ces liquides sont des
causes d'épuisement rapide. Dans les nombreuses
expériences d'injections intravasculaires pratiquées

par M. Hayem avec des liquides albumineux naturels, la sérosité hydropique s'est toujours montrée remarquablement inoffensive.

L'œdème cardiaque a pour origine, peut-être même unique, la gêne de la circulation veineuse; c'est pourquoi il est très fréquent dans l'insuffisance mitrale, dès que le cœur droit est forcé, alors surtout que le sang a perdu une certaine proportion de son albumine par les urines (6 pour 100 environ) ainsi que l'ont démontré Christison, Andral et Gavarret, Becquerel et Rodier, les lois de l'osmose se trouvant ainsi profondément modifiées. Il faut dire que cette désalbumination du sang est une lésion tardive dans les maladies du cœur; aussi en fin de compte, c'est surtout l'action mécanique de la circulation veineuse qui paraît être en jeu.

On sait, depuis les recherches de Renaut (de Lyon), qu'au voisinage des tissus œdématiés, les faisceaux conjonctifs du derme sont écartés les uns des autres par l'interposition du liquide infiltré. Les vaisseaux sanguins sont dilatés, gorgés de sang et entourés extérieurement de nombreux globules blancs qui forment des traînées le long de leurs parois. Les sections des capillaires lymphatiques se montrent sur les coupes comme de larges lacunes, creusées entre les faisceaux du tissu fibreux, tapissées à leur surface interne d'une couche continue de cellules épithéliales à gros noyaux vésiculeux.

Lorsque la peau reste pendant un certain temps ainsi altérée, de nouvelles modifications ne tardent pas à s'y montrer. Elles consistent surtout en un

épaississement de plus en plus marqué du derme
et du pannicule adipeux. Les téguments acquiè-
rent en même temps une résistance de plus en plus
grande, qui a valu à cet état le nom d'*œdème dur*.
Il s'agit là d'une véritable inflammation chronique
du derme, d'une *dermite chronique hypertrophique*,
due à l'irritation de la peau par la présence prolongée de la sérosité qui distend ses éléments et
modifie sans doute notablement leurs conditions
nutritives. Les ganglions eux-mêmes s'enflamment
après les vaisseaux afférents ; le cours de la lymphe
est de plus en plus gêné ; les lymphatiques offrent
des dimensions de plus en plus considérables, ce
qui finit par engendrer cette forme d'œdème chronique de la peau décrite par Virchow sous le nom
de *leucophlegmasie* et par Rindfleisch sous le nom
de *pachydermie lymphangiectasique*.

La peau œdémateuse peut présenter des lésions
inflammatoires, telles que l'érythème lisse et surtout
des poussées érysipélateuses. Il peut même se produire des ulcérations, des phlegmons diffus et des
plaques gangréneuses.

PHYSIOLOGIE PATHOLOGIQUE

Lorsque la valvule mitrale est insuffisante, le
sang reflue à chaque systole dans l'oreillette gauche, à travers le pertuis permanent et détermine
par conséquent une augmentation de tension dans
la cavité auriculaire. Il y a stagnation du sang et
gêne dans la progression de celui qui revient par

les veines pulmonaires; celles-ci se dilatent alors passivement. C'est au moment où l'oreillette est en diastole, c'est-à-dire au moment où elle ne peut pas réagir, que la colonne sanguine du ventricule s'ajoute à celle qui vient des veines pulmonaires. Aussi la masse de sang contenue dans l'oreillette se trouvant plus considérable au moment de sa systole, sans qu'il y ait réellement un obstacle à vaincre, il se produit plutôt de la dilatation que de l'hypertrophie auriculaire.

Cet excès de tension se transmet nécessairement au ventricule droit par l'intermédiaire de la circulation pulmonaire. Ce ventricule, par suite, se dilate et s'hypertrophie, et cette hypertrophie salutaire parvient à maintenir l'intégrité de la circulation pulmonaire, si les vaisseaux du poumon supportent, sans dommage, l'excès de pression auquel ils sont soumis.

Quant au système aortique, recevant en moins la quantité de sang qui reflue dans l'oreillette, sa pression se trouve notablement abaissée et le ventricule gauche conserve souvent les dimensions normales; il n'est pas revenu sur lui-même comme dans le rétrécissement mitral. Néanmoins, comme il y a hypertension due à l'hypertrophie du ventricule droit, le ventricule gauche peut être, à son tour, dilaté, puis hypertrophié, mais c'est surtout la dilatation qui domine.

Mais de ces alternatives incessantes de flux et de reflux du sang de l'oreillette vers le ventricule et *vice versa*, de cette espèce de va-et-vient continuel de la colonne sanguine, par suite de cette voie d'échappement inopportune qu'offre l'hiatus per-

manent de la mitrale, par suite de l'inégalité de
pression existant dans l'oreillette, il résulte une
instabilité, une irrégularité de la circulation qui se
traduit par une incoordination des mouvements du
cœur, et c'est là précisément ce qui donne à l'insuffisance mitrale son cachet particulier et la distingue ainsi du rétrécissement. Finalement survient
la dilatation du cœur droit, l'insuffisance tricuspide
et la réplétion du système veineux général, avec
toutes les conséquences qui en découlent, savoir :
les stases viscérales et l'hydropisie.

C'est là, on peut le dire, la théorie mécanique
des désordres produits par l'insuffisance mitrale,
théorie absolument incomplète, comme nous allons
le voir dans un instant.

La pathogénie de l'œdème va déjà commencer à
nous démontrer l'inexactitude de cette théorie de
la rétro-dilatation. Dans deux expériences très
remarquables, Richard Lower, dès 1860, avait
montré que la ligature d'un gros tronc veineux
entraîne l'hydropisie dans les parties qu'il dessert.
Toutes les données modernes sur le rôle de la stase
veineuse étaient dans ces expériences, et pourtant
elles attirèrent à peine l'attention, jusqu'au jour où
Bouillaud, reprenant ces données expérimentales
et les complétant par un ensemble imposant de
preuves cliniques, établit de la manière la plus
concluante que la plupart des œdèmes sont dus à
une oblitération veineuse et que l'infiltration est
entièrement liée dans sa distribution à celle de la
veine où la circulation a cessé : l'obstruction du
tronc veineux principal d'un membre amène l'œ-
dème de ce membre seul ; une lésion siégeant dans

le cœur et gênant le cours du sang dans l'ensemble du système veineux produit des œdèmes étendus, l'anasarque même.

Cependant il restait un point obscur : Hogdson, en 1815, Reynaud, en 1820, avaient publié des cas d'oblitération de la veine fémorale non suivie d'infiltration du membre inférieur; mais, depuis Lower, la question n'avait pas été soumise au contrôle expérimental. En 1869, Ranvier ayant pratiqué, comme le physiologiste anglais, la ligature des deux veines jugulaires, il n'observa point l'œdème à la suite. Il en fut de même pour la ligature de la veine fémorale et de la veine cave inférieure. Dans une seconde série d'expériences, après la ligature de la veine cave inférieure, il coupa le nerf sciatique d'un seul côté; vingt heures après, l'œdème du membre était énorme.

Lors donc qu'il existe une oblitération veineuse, l'intervention des troubles névro-musculaires semble nécessaire pour la production de l'œdème. Vulpian, Strauss et Picot ne pensent pas pourtant que le rôle du système nerveux soit aussi prépondérant. Legroux (*Dict. encyclop. des Sc. méd.*) ne le pense pas non plus. Je crois volontiers, quant à moi, que les troubles vaso-moteurs ont une grande influence dans la production de l'œdème.

Il appartenait au regretté professeur Peter (*Leçons de clinique médicale*, t. I, 1873) d'élargir la question en y apportant une conception d'une haute valeur clinique, exposée dans des pages d'une admirable éloquence.

Pour lui, les affections organiques du cœur constituent un véritable cercle morbide qui commence et qui finit au cœur, qui débute par une lésion d'orifice ou de valvule, produit de proche en proche des lésions vasculaires, et se termine par l'altération du muscle cardiaque lui-même ; mais le mal n'est pas là seulement, *il est partout* ; et dans ce cercle morbide les segments sont formés d'une série d'altérations organiques et de troubles fonctionnels, successifs et hiérarchisés, qui ont pour effet de déterminer des troubles de la circulation, de l'hématose et de l'hématopoïèse, et finalement une altération profonde du sang, laquelle entraîne à son tour une altération plus considérable encore de l'organe où a été l'origine première du mal.

Pour Beau et pour la plupart des auteurs qui ont écrit après lui, la lésion valvulaire est tout : c'est elle qui trouble les fonctions de l'organe, lequel finit, après une lutte plus ou moins prolongée, par être à bout de forces et par arriver à ce qu'il appelle l'*asystolie*. Tout cela ne serait que le « résultat d'une contraction plus ou moins incomplète d'une ou plusieurs des cavités du cœur ». Pour Beau, le cœur est tout et les vaisseaux ne sont rien. C'est là, d'après Peter, une proposition fondamentalement inexacte.

Il y a bien sans doute une première phase de la maladie du cœur qui est exclusivement *physique*, et où il n'y a que des troubles de la circulation. Mais il est évident que ces troubles physiques doivent finir par déterminer des altérations matérielles dans les tubes qui reçoivent le sang mal lancé par cet organe altéré. Les vaisseaux perdent leur élasticité, puis leur contractilité, d'où nécessairement une tendance à la congestion. Le poumon sera l'organe le premier congestionné et dès lors à un moment donné, par suite de cet engorgement permanent, la fonction de l'hématose sera elle-même compromise; une nouvelle phase apparaît, la phase des accidents *chimiques*. Le sang est moins bien oxygéné; l'anémie porte sur tous les organes et par suite sur les centres nerveux; les vaisseaux tout à l'heure compromis dans leur élasticité et dans leur contractilité par distension trop grande, vont être mal nourris par un sang mal oxygéné, et de plus mal excités par l'influx nerveux diminué lui-même.

On arrive ainsi à la troisième phase de la cardiopathie, la phase *dynamique*; il y a trouble de l'*hématopoïèse*. Il y a congestion du foie, trouble dans la glycogénie, dans la cholégénie, dans la destruction des poisons par le foie; et voici que l'individu qui n'avait que des troubles de sa circulation, a maintenant des troubles de son hématose et de son hématopoïèse. Dans la seconde phase, il y avait de l'*anoxhémie*, il y a maintenant de l'*anhématie*. Puis surviennent les troubles de la chymification, de l'absorption et finalement de la nutrition.

On voit donc dans quel état complexe se trouve le malade à une phase donnée de l'affection de son cœur, et combien nous sommes loin de la lésion initiale, qui a tellement disparu dans l'ensemble qu'on ne s'en occupe guère.

Vers la fin de la troisième phase, on tombe dans la phase terminale, celle de la *cachexie*; celle où il a non seulement dégénérescence des organes, mais dégénérescence des vaisseaux et du muscle cardiaque lui-même.

En résumé, il n'est peut-être pas d'affection plus générale, ou mieux, plus *généralisée* qu'une maladie du cœur arrivée à sa période ultime, et qui a parcouru le cycle complet de son évolution. Le malade ne meurt pas alors par son cœur, mais par tous les points de son être.

SYMPTOMATOLOGIE

C'est l'insuffisance mitrale qui est visée d'ordinaire par les auteurs qui décrivent les troubles fonctionnels des maladies organiques du cœur en général. Le début de cette maladie, c'est-à-dire le passage de l'endocardite aiguë à l'état chronique, ou bien l'établissement d'une endocardite latente, est chose difficile à préciser. Un seul signe, à mon avis, est de nature à faire soupçonner l'affection naissante : c'est la *dyspnée*.

On a parlé de troubles se produisant dans la sphère du système nerveux, tels que lourdeur de tête, insomnie, céphalées passagères, paresse intellectuelle. Ces symptômes n'ont rien de constant et varient singulièrement avec le tempérament individuel.

L'existence des *palpitations* n'est guère plus démonstrative, car elles peuvent se produire dans une foule de circonstances, sans qu'il existe la moindre lésion du cœur.

Les phénomènes dyspeptiques ont-ils plus de valeur? Je ne le pense pas, malgré l'opinion de

M. G. Sée qui décrit une forme fruste de cardiopathie ne se révélant que par des troubles digestifs. Dans quelques circonstances néanmoins, tel malade souffrant de l'estomac, accusant de l'anorexie, avec lenteur de la digestion, ballonnement du ventre après le repas, sera regardé comme dyspeptique vulgaire. Diverses médications seront essayées sans succès jusqu'au jour où le cœur sera examiné. On sera parfois surpris de trouver une lésion mitrale, et quelques doses de digitale suffiront pour modifier les troubles gastriques. « Le malade est entré gastrique dans votre cabinet, il en sort cardiaque (G. Sée). » Ces faits sont plus rares avec les lésions mitrales que dans l'insuffisance aortique.

Le plus souvent les troubles gastriques apparaissent dans le cours d'une affection mitrale reconnue et alors l'anorexie est le premier trouble observé. La répugnance pour la viande est due à ce que sa digestion est beaucoup plus longue. Mais je reviendrai plus tard sur ce sujet.

La *dyspnée*, phénomène constant, mérite une étude détaillée. Le docteur Tournié, interne de M. Huchard, a écrit sur ce sujet une thèse remarquable. (*La dyspnée cardiaque*, Paris, 1892.) Je lui ferai de larges emprunts. C'est elle qui d'habitude apparaît comme le premier avertissement de l'affection; c'est elle qui pousse le malade à réclamer les secours de la médecine; c'est elle qui, trop souvent, fait de ses derniers jours une longue torture. Chez les sujets atteints de lésions valvulaires, la dyspnée prend une physionomie sensiblement différente suivant les périodes parcourues par la maladie. Ces périodes sont au nombre de quatre, selon M. H. Huchard.

a. Période d'*eusystolie*, dans laquelle la lésion est suffisamment compensée.

b. Période d'*hypersystolie*, dans laquelle la compensation s'exagère.

c. Période d'*hyposystolie*, marquée par l'affaiblissement du muscle cardiaque.

d. Période d'*asystolie*, alors que le myocarde, profondément dégénéré, succombe à la tâche.

Les périodes d'eusystolie et d'hypersystolie ne s'éloignent pas beaucoup l'une de l'autre, au point de vue des phénomènes respiratoires du moins. Aussi, à l'exemple de Corvisart, suffira-t-il de reconnaître seulement trois degrés, en les harmonisant avec la nomenclature moderne. Le premier degré correspondra à la phase de compensation cardiaque (eusystolie et hypersystolie); le second à la phase d'insuffisance cardiaque (hyposystolie), et le troisième à la phase de dégénérescence cardiaque (asystolie).

Phase de compensation cardiaque. — Il s'agit le plus souvent d'un individu encore jeune, ayant eu antérieurement une ou plusieurs attaques de rhumatisme articulaire aigu, qui ont laissé leur signature sur la valvule mitrale. Chez ce malade, le muscle cardiaque a gardé son intégrité; la circulation s'opère dans des conditions relativement satisfaisantes. Il n'a pas d'œdème, pas de cyanose. Lorsqu'il est en repos, la respiration est normale, et nul ne soupçonnerait la lésion dont il est affligé. Mais, vient-il à monter un escalier, à marcher avec rapidité, à soulever un fardeau de quelque poids, immédiatement les battements du cœur se précipitent, les mouvements respiratoires deviennent brefs, rapides, haletants; une anxiété toute particulière se manifeste; en un mot, le sujet est subitement essoufflé et force lui est de s'arrêter. Dès qu'il s'est remis au repos, l'anhélation disparaît peu à peu, et le calme se rétablit.

C'est le type initial ou ascendant des cardiopathies valvulaires. M. C. Paul (*Diagn. et Trait. des mal. du cœur*, Paris 1883) lui applique la comparaison suivante : « Lorsqu'un malade a été atteint d'une paralysie faciale avec déviation des traits, et qu'il est en train de guérir, il arrive un moment où il a déjà retrouvé la tonicité de ses muscles malades, si bien qu'au repos, il n'y a plus de déviation des traits; mais si, à ce moment, vous voulez le faire parler ou rire, l'énergie de contraction des muscles malades n'étant pas complètement retrouvée, les muscles du côté opposé entraînent le visage, et la déviation reparaît. »

Le malade guéri d'une affection aiguë du cœur, avec lésions persistantes, ressemble un peu au convalescent de la paralysie faciale. Pendant l'affection aiguë, les mouvements cardiaques étaient troublés, même pendant le repos. Aujourd'hui il n'en est plus de même; le malade au repos et sans émotion a des pulsations régulières et n'éprouve ni anxiété ni dyspnée. S'il se livre à un exercice facile ou à la marche sur un terrain plat, tout va bien; mais pour peu que le chemin vienne à monter, l'effort que doit faire le cœur produit une fatigue, et l'anxiété commence, amenant avec elle des efforts de respiration pénibles, en un mot, la dyspnée. Il semble que l'organisme cherche à compenser par des respirations fréquentes, une oxygénation devenue insuffisante, par suite de l'insuffisance de l'ondée sanguine envoyée par le cœur.

Il sera question plus tard des phases d'insuffisance et de dégénérescence cardiaque.

Il existe aussi des accès d'oppression affectant le type paroxystique, auxquels on a donné le nom de pseudo-asthme cardiaque. Y a-t-il un pseudo-asthme cardiaque chez les valvulaires, comme il en existe un chez les artériels? Cela demande quelques explications.

Le plus ordinairement on a confondu l'asthme cardiaque avec les accès d'oppression des aortiques. Il arrive, par exemple, que chez un malade atteint de dyspnée paroxystique, on constate un souffle systolique rude siégeant au niveau de la pointe; on considère naturellement l'individu comme un mitral, et l'on étiquette son oppression du nom d'asthme cardiaque. Pourtant, en y regardant d'un peu plus près, on verrait que ce malade n'a pas d'antécédents rhumatismaux, et que son âge, ses conditions d'existence, lui donnent, au contraire, tous les droits à l'artério-sclérose. Ce malade est un « faux mitral »; en réalité, c'est un cardiopathe artériel; seulement il a commencé sa sclérose par la valvule mitrale, au lieu de la commencer par l'aorte et les valvules sygmoïdes. Il est mitral par la lésion, mais artériel par la maladie; ses étouffements rentrent dans la catégorie des pseudo-asthmes aortiques sur lesquels je vais revenir.

D'autres fois, il s'agit bien de cardiopathes valvulaires. Les patients sont alors en proie à un état de dyspnée subintrant, souvent continu, entrecoupé par des accès paroxystiques, qui n'atteignent jamais l'intensité des accès d'origine aortique. Ce sont généralement des hyposystoliques, qui ont des attaques d'asystolie passagère avec dilatation aiguë des cavités cardiaques. Ces malades ne ressemblent que fort vaguement à des asthmatiques et l'appellation d'asthme cardiaque ne saurait convenir à leur gêne respiratoire. Ils ont une dyspnée du type mixte, c'est-à-dire formée par l'association du type continu et du type intermittent, aussi restent-ils anhélants dans l'intervalle des paroxysmes.

Dans les cardiopathies artérielles qui peuvent, comme nous le savons déjà, s'accompagner de lésions de la mitrale, la dyspnée d'effort se retrouve encore, mais portée à un degré supérieur. Il est des malades chez qui l'acte de s'habiller ou de se raser suffit à faire naître une vive oppression. Contrairement à ce qu'on observe chez les mitraux vrais, le décubitus dorsal, dans les cas simples, est assez bien toléré; le malade reste volontiers étendu. C'est ce fait qu'on a exprimé en disant que « le mitral est un cardiaque assis; l'aortique un cardiaque couché ».

Mais le repos est souvent troublé par de terribles accès d'étouffement. Ces crises paroxystiques se renouvellent avec une fréquence désespérante. Elles se montrent presque toutes les nuits (asthme nocturne des auteurs allemands); les journées elles-mêmes n'en sont pas indemnes (asthme diurne).

Elles s'accompagnent de douleurs rétro-sternales

qui peuvent prendre tous les caractères de l'angine de poitrine.

J'insiste à dessein sur ce genre de dyspnée des artério-scléreux pour bien faire ressortir les caractères qui la différencient de la dyspnée des valvulaires vulgaires et pour faciliter le diagnostic de ces deux variétés de cardiopathies dont le traitement est si différent.

Au point de vue des signes fournis par l'auscultation pulmonaire, — il est toujours question de la dyspnée des artério-scléreux, — il est possible d'établir plusieurs modalités : souvent on ne constate rien ; c'est une dyspnée *sine materiâ*, toxique ; cela ressemble à une névrose des voies respiratoires (Peter).

Il en est qui présentent les signes d'une *congestion pulmonaire active*. Cette congestion est remarquable par sa brusquerie et sa foudroyante intensité. On constate alors quelques bouffées de râles crépitants, aux bases ou aux sommets et une expectoration rapidement sanglante. Il ne faudrait pas confondre cet état avec les signes d'un infarctus pulmonaire.

La variété précédente est souvent confondue avec l'*œdème aigu du poumon*. Dans cette complication de l'artério-sclérose cardiaque, on entend dans la poitrine une pluie de râles crépitants fins qui « montent comme le flot », et qui s'accompagnent d'une expectoration abondante et albumineuse, comme après une thoracentèse trop copieuse ou trop rapide.

Phase d'insuffisance cardiaque. — Dans l'insuffisance mitrale, sous l'influence de causes diverses, ou encore par le seul fait de la marche naturelle de la maladie, voici que survient le soir un peu d'œdème périmalléolaire; le malade se plaint d'essoufflement facile, de palpitations, d'un sentiment de plénitude dans la poitrine. On l'examine alors et on constate un peu de congestion du foie, lequel est douloureux à la pression; de l'hyperhémie et de l'œdème pulmonaire qui s'accusent par l'existence de râles sous-crépitants ou de râles crépitants fins aux deux bases. La contraction du cœur est molle, inégale et irrégulière; l'impulsion cardiaque plus étendue, plus diffuse et moins sensible; la pointe du cœur déplacée en dehors et en bas, la matité de l'organe augmentée dans le sens transversal; le pouls est faible et ondulant, les veines jugulaires sont gonflées et saillantes; les urines sont rares et jumenteuses. La dyspnée d'effort persiste encore et s'est même accrue dans son intensité. A cette dyspnée d'effort intermittente, s'est surajouté un élément nouveau, à savoir une oppression légère d'habitude, mais permanente.

Les mouvements respiratoires sont accélérés, même au repos; au lieu de 16 à 18 inspirations par minute, on en compte 30 à 35. Le malade ne se rend pas toujours compte de sa gêne; elle est plutôt objective que subjective. Vers le soir, l'oppression augmente, elle augmente également par le décubitus dorsal; aussi pendant la nuit, le malade est-il obligé de s'asseoir de temps en temps sur son lit pour respirer plus librement.

Plus tard, l'infiltration des membres inférieurs s'étend et s'installe définitivement; la congestion œdémateuse des poumons s'accentue davantage.

La dyspnée suit la même marche ascensionnelle.
Le malade passe une partie des nuits assis sur son
fauteuil, ou dans son lit, le tronc penché en avant.
Le décubitus horizontal est devenu presque impossible. La respiration est haute, brève, pénible,
comme voulue ; elle exige le concours des muscles
respiratoires supplémentaires, et les efforts que fait
le patient ne parviennent pas à calmer la soif d'air
qui le tourmente ; déjà, suivant l'expression de
Bouillaud, il étouffe plutôt qu'il ne respire.

Début brusque. — M. Barié (*loc. cit.*) a très bien
décrit les troubles subits et violents qui caractérisent l'insuffisance mitrale par rupture valvulaire.

Contrairement à ce qui se passe dans la grande
majorité des cas de ruptures des cavités cardiaques
et surtout des ventricules, la mort subite n'a jamais été observée au début même des accidents ;
elle survient dans certains cas assez rapidement,
huit, dix, quinze jours environ, mais dans tous les
cas, elle a été précédée, soit d'une série d'attaques
syncopales, soit d'autres troubles fonctionnels non
moins graves d'ailleurs.

Le plus souvent, l'accident initial est marqué
par une douleur subite, angoissante, que plusieurs
malades comparent à une déchirure brusque qui se
ferait dans la poitrine ; elle occupe tantôt la région
précordiale ou présternale, ou bien c'est à l'épi-
gastre qu'elle est d'abord ressentie. Cette douleur
présente rarement quelques irradiations vers le
cou, le membre supérieur gauche ou la région in-
terscapulaire (Corvisart). Six fois sur treize fois,
dans les observations de M. Barié, pour la mitrale,

la douleur thoracique a été le premier accident
accusé par les malades dans les cas de rupture
spontanée, et une fois sur trois dans le cas de rupture traumatique. Avec la douleur, se montre une
dyspnée extrême, allant quelquefois jusqu'à produire de véritables accès de suffocation; la face
est livide, le corps couvert de sueur visqueuse, les
extrémités refroidies, les battements du cœur tumultueux. Il survient des lypothymies ou une série
de syncopes.

Avec cette oppression pénible, on observe encore
chez quelques malades de la toux, des palpitations
violentes, suivies parfois de crachements de sang.
Le pouls est irrégulier, inégal. La palpation et la
percussion ne fournissent aucun renseignement
utile; quant à l'auscultation ses données sont variables. Il arrive souvent qu'on ne perçoit, au niveau de la région précordiale, que des bruits sourds,
tumultueux, échappant à l'analyse. C'est ainsi que
Stokes ayant rencontré chez un malade ce désordre particulier dans les bruits du cœur, trouva à
l'autopsie les tendons de la mitrale rupturés.

Quand il existe un bruit de souffle, il est systolique et immédiatement à la pointe, c'est-à-dire caractéristique d'une insuffisance mitrale. Ce bruit
ne présente pas toujours le caractère aigu, sibi-
lant, de l'insuffisance valvulaire; parfois il est grave
et prolongé; ce timbre particulier semble dû aux
vibrations des cordages tendineux, lesquels, déchi-
rés à une de leurs extrémités, flottent dans le
liquide sanguin, comme un véritable corps étranger.

La durée de la vie, dans ces cas de rupture valvulaire, est des plus variables. D'une façon géné-

rale, la survie est moins longue, dans le cas de rupture de la mitrale, que dans celle des valves aortiques. Dans ses observations, M. Barié a noté huit jours, vingt mois ; mais voici des morts rapides : une heure après le début des accidents (Allix), plusieurs heures (Hanot), mort subite dans une syncope (Le Prez).

Dans les ruptures mitrales, Laënnec avait déjà fait cette remarque que l'arrachement, la brisure totale d'un pilier est plus grave que celle des cordages tendineux ; on peut, en effet, se demander si ces colonnes charnues flottant dans le ventricule, et ne tendant plus la valvule, ne peuvent pas pendant la systole être entraînées par le courant sanguin qui remonte en partie dans l'oreillette, par suite de l'insuffisance mitrale, et aller obstruer l'orifice auriculo-ventriculaire, empêcher ainsi l'afflux du sang de l'oreillette dans le ventricule, et produire une soustraction subite du sang rouge capable d'amener une syncope.

SIGNES PHYSIQUES

Inspection. — L'inspection de la région précordiale ne fournit d'indications utiles que dans les cas d'extrême hypertrophie cardiaque. Il est fort rare, en dehors de ces circonstances spéciales, d'observer une voussure thoracique et une déformation appréciable ; mais ce qu'il est souvent facile de constater, même quand la poitrine n'offre aucune modification apparente, c'est l'étendue de

la surface où se font sentir les battements cardiaques et l'énergie avec laquelle se propage l'ondulation ventriculaire, au niveau de la région précordiale. On peut voir aussi, dans les mêmes conditions,
la pointe du cœur battre fort bas, dans le sixième
espace intercostal habituellement, et plus ou moins
loin de la ligne mamelonnaire, du côté de l'aisselle.
Ce sont là les signes de l'hypertrophie cardiaque.

Dans les hypertrophies, même peu marquées, le
choc dépasse le sein un peu à gauche et la ligne
parasternale, à droite; dans les degrés élevés, le
choc recule jusqu'à la ligne parasternale droite,
tandis qu'il ne déborde jamais de plus de 1 centimètre à gauche la ligne mamillaire. Le choc se
perçoit aussi dans une plus grande étendue de haut
en bas, et cette localisation du choc indique la
limite du cœur en ce point. On peut aussi par les
limites de perceptibilité du choc, qui sont d'ailleurs
plus faciles à reconnaître chez les individus jeunes,
à thorax maigre, déterminer assez exactement
l'étendue du choc en travers.

Percussion. — J'ai décrit dans ma monographie
de l'*Hypertrophie du cœur* (Bibliothèque Charcot-
Debove), les divers procédés de mensuration du
cœur, et j'ai recommandé notamment ceux de
MM. Gendrin, C. Paul et Potain.

Voici résumés les procédés en question.

Procédé de Gendrin. — Commencer l'exploration
de l'état du cœur par la fixation du lieu où se perçoit l'impulsion de la pointe du cœur. Ce lieu correspond à l'extrémité du cœur dans la systole. Le

point du thorax où l'impulsion du cœur se fait sentir étant déterminé, la distance qui le sépare de *l'articulation de la troisième côte* mesure exactement la hauteur du cœur à l'état physiologique, comme à l'état pathologique. Dans l'état normal, cette distance est de 1 décimètre : elle varie chez les différents sujets comme le volume du cœur lui-même, ces variations sont de 2 ou 3 centimètres. La hauteur du cœur, mesurée de la base de l'oreillett- droite à la pointe est égale à la largeur du cœur a sa base. Avec ces données, le volume du cœur peut être assez exactement apprécié.

Ce procédé est passible d'un certain nombre d'objections ; mais il a le mérite d'être simple, facile à exécuter et je le crois digne de l'attention des praticiens.

Procédé de C. Paul. — Le premier point consiste dans la recherche de la pointe du cœur par la vue, la palpation et l'auscultation. En mettant la poitrine à nu — ce qu'il faut toujours faire pour l'examen du cœur — on voit, en général, le soulèvement de la paroi thoracique par la pointe du cœur, au moment de la systole. On place ensuite la main sur cette région, et l'on arrive à déterminer presque toujours facilement, par la palpation, le point où se fait le choc de la pointe ; on indique ce point sur la peau avec un crayon dermographique. Cela fait, on compte l'espace intercostal dans lequel il se trouve, en se rappelant qu'à la jonction de la première côte et du sternum, au-dessous de la cla- vicule, existe une dépression assez grande qu'on prend quelquefois pour le premier espace intercostal. La pointe bat d'ordinaire dans le cinquième espace intercostal, exceptionnellement dans le quatrième ou le sixième.

On prend ensuite la distance de la pointe à la ligne médiane, dont la moyenne est de 8 à 10 centimètres. Après avoir établi le siège de la pointe du cœur, le deuxième point de repère est le bord supérieur du foie, au-dessous du poumon; ici la percussion suffit à donner un renseignement précis.

En réunissant cette ligne à la pointe du cœur, on obtient le bord inférieur du cœur. Pour avoir maintenant la longueur du bord inférieur, dont une des extrémités est déterminée par la pointe du cœur, il faut établir la ligne verticale qui représente le bord externe de l'oreillette droite.

Ce bord est déterminé par la percussion; il est indiqué par un changement de timbre dans la sonorité pulmonaire. On fait la percussion en allant du poumon au sternum, et en arrivant à environ 1 centimètre 1/2 de cet os, on trouve, non pas un son mat, mais un changement de timbre avec obscurité du son clair, qui indique le bord externe de l'oreillette droite. On trace une ligne verticalement et parallèlement au sternum jusqu'à sa rencontre avec la ligne hépatique; on a ainsi déterminé l'angle inférieur droit du triangle cardiaque dont on reporte l'indication sur un schéma. La longueur mesurée de cet angle à la pointe du cœur donne exactement la longueur du bord inférieur du cœur.

Un troisième point de repère consiste à indiquer l'obliquité du bord inférieur du cœur. A l'état normal, la pointe du cœur est située plus bas que l'angle qui correspond à l'oreillette droite, avec une différence de niveau de 1 centimètre 1/2 à 2 centimètres. On trace donc sur la région du foie, au-dessous de cet angle, le niveau de la hauteur de la pointe du cœur et l'on mesure la distance entre ces deux pointes, distance qui représente l'abaissement de la pointe du cœur.

Procédé de M. Potain. — On recherche d'abord la position exacte de la pointe par la palpation et au besoin l'auscultation unie à la percussion. On cherche ensuite, comme dans le procédé de C. Paul, le bord convexe du foie, puis on mène une ligne de ce bord vers la pointe; cette ligne représente approximativement le bord inférieur du cœur.

La percussion forte pratiquée sur des lignes convergentes vers le centre de la matité du cœur, sert à déterminer facilement le bord droit et le bord supérieur du cœur. Reste alors un point où la recherche est un peu délicate, mais cependant encore possible, c'est celui où se rejoignent les bords droit et supérieur à la base du cœur. Là encore, même à travers le sternum, la percussion forte peut suffire; on reconnaît assez facilement l'endroit où les gros vaisseaux cessent d'être en contact avec la paroi thoracique, et c'est ce point que l'on choisit comme limite.

Ceci fait, on passe à la détermination des limites de la zone de matité absolue. Ici la percussion légère est la seule à employer. La surface à limiter étant très variable de dimension et de situation, il est bon, pour augmenter la sûreté et la rapidité de l'examen, de percuter sur des lignes divergentes, en partant du centre de matité qu'un examen rapide a permis de trouver tout d'abord. On passe ainsi de la matité absolue du cœur à la sonorité relative de la lame pulmonaire, et la limite en est aisée à trouver.

Les lignes que l'on obtient ainsi sont : 1° une ligne presque toujours verticale, représentant le bord du poumon droit, approchant plus ou moins du bord gauche du sternum; 2° une ligne courbe convexe vers la zone de matité correspondant au bord du poumon gauche. Par son extrémité supéro-interne, elle rejoint la première, environ au troisième espace intercostal ou à la quatrième côte. Son extrémité externe arrive au bord inférieur du cœur, soit à la pointe, soit au bord supérieur, la ligne passant alors au-dessus de la pointe.

Tous les éléments sont ainsi déterminés. Pour rendre leur ensemble plus frappant, et l'examen plus facile, on a marqué chaque point au crayon dermographique.

Avec cette précaution, on obtient immédiatement un dessin composé d'une ligne continue représentant souvent un triangle dont le bord inférieur seul est rectiligne, les deux autres côtés étant courbes et convexes en dehors. Dans cette surface se trouve un autre triangle plus petit, ayant pour base une partie du bord inférieur du précédent : c'est le triangle de matité absolue déjà décrit. Rien n'est plus simple alors que d'appliquer exactement sur la paroi pectorale antérieure un papier souple et transparent sur lequel on copiera le dessin obtenu.

Mais la surface de matité cardiaque n'a pas toujours la même forme, et il est quelquefois difficile de juger du rapport de deux surfaces de formes différentes. Aussi est-il plus sûr d'avoir recours à la mensuration des surfaces. On y arrive par le procédé suivant imité des ingénieurs.

Après avoir, par un procédé quelconque, décalqué les contours de la surface à mesurer, on découpe cette surface. Puis, mesurant sur une autre partie de la même feuille de papier, des surfaces carrées de dimensions déterminées, on se sert de ces coupures pour peser les surfaces cardiaques. Le procédé est donc des plus simples, et c'est ainsi que l'on arrive rapidement à mesurer la surface de matité du cœur. On n'a plus alors qu'à comparer entre eux des chiffres représentant les surfaces en centimètres carrés.

La déformation consiste dans un agrandissement du cœur, plus un déplacement qui montre que la pointe est abaissée, puis éloignée de la ligne médiane. Je rappellerai que la pointe du cœur est placée normalement dans le cinquième espace et distante chez l'adulte de 8 à 10 centimètres de la ligne médiane. Dans l'insuffisance mitrale, le plus ordinairement la pointe descend dans le sixième espace intercostal et s'éloigne de la pointe de 10, 12, 15 et même 17 centimètres. Il en résulte que le bord inférieur du cœur devient de plus en plus oblique et que l'abaissement de la pointe sur l'angle hépatique (procédé de C. Paul), au lieu d'être de 2 centimètres à 2 centimètres 1/2, peut aller jusqu'à 5 centimètres. Cet abaissement de la pointe du cœur est en rapport avec l'augmentation du poids du cœur, c'est-à-dire avec l'hypertrophie des parois. L'éloignement de la pointe indique l'augmentation de volume du cœur. D'après les mensurations de M. C. Paul, le cœur s'hypertrophierait à gauche.

Palpation. — Par la palpation, on constate, en général, des pulsations plus larges, moins nettement frappées que celles qui se produisent dans le cours du rétrécissement mitral, et la pointe du cœur déviée et abaissée semble se détacher moins franchement de la paroi thoracique.

Les tracés cardiographiques pris par M. Tridon démontrent que dans l'insuffisance, comme dans le rétrécissement mitral, le choc de la pointe est en retard sur le commencement de la systole et que, par conséquent, le mouvement qui précède immédiatement le choc de la pointe, n'est pas la présystole, mais bien le commencement de la systole.

On constate surtout, par la palpation, le *frémissement cataire*, fait signalé par Laënnec et qui faisait dire à Bouillaud que les vibrations perçues par la main indiquent souvent quels sont les bruits que percevra l'auscultation.

Ce frémissement a été très bien caractérisé par MM. Potain et Rendu (*Dict. encycl.*, article Cœur). Il ne commence jamais avant le moment de la systole ventriculaire, il prolonge donc le choc des valvules sigmoïdes. C'est une vibration assez forte, souvent rude, qui commence exactement avec la systole, et se prolonge pendant la plus grande partie du petit silence. Lorsque ce frémissement existe, il est absolument caractéristique, et peut suffire à faire affirmer l'insuffisance. Bien différent du frémissement symptomatique du rétrécissement, qui débute au milieu de la diastole,

se renforce à la présystole et cesse complètement
au moment où se fait sentir le choc précordial, le
frémissement de l'insuffisance ne commence jamais,
lui, comme je viens de le dire, avant le moment de
la systole ventriculaire.

Quant à l'intensité de ce frémissement, elle est
variable, et l'on peut constater tous les intermédiaires entre un petit frôlement doux et filé, à
peine perceptible, et une grosse vibration rude,
tout à fait comparable à la sensation grave produite
par le frémissement *præsystolique* du rétrécissement, ce qui est beaucoup plus rare. D'ailleurs la
localisation de ces deux phénomènes est identique ;
c'est à la pointe du cœur qu'on les perçoit avec le
plus de netteté, et c'est vers l'aisselle que les
vibrations se propagent ; à la base du cœur, le
frémissement cataire n'est presque jamais distinct.

Je ne résiste pas au plaisir de résumer la description qu'a faite Laënnec du frémissement en question : Il peut être comparé, d'après l'illustre
clinicien, assez exactement au frémissement qui
accompagne le murmure que font entendre les
chats quand on les flatte de la main. On peut
encore s'en faire une idée en passant une brosse
un peu rude sur la paume de la main recouverte
d'un gant. Ce frémissement devient souvent plus
sensible quand le malade parle, sans doute parce
qu'il se confond alors avec la sensation assez analogue que donne la résonance de la voix dans la
poitrine. Ce frémissement est presque toujours
borné à la région précordiale gauche, sur laquelle
il faut appliquer la main avec une force médiocre,

Auscultation. — Dès le début de l'auscultation, l'insuffisance mitrale ne fut pas caractérisée par Laënnec. Bertin, en 1824, reconnut un bruit de souffle en rapport avec le rétrécissement mitral. Filhos, en 1835, un an après les beaux travaux de Rouannet, indique que le souffle du premier temps correspond au refoulement du sang dans l'oreillette et par conséquent à l'insuffisance mitrale. Bouillaud (1835) admet ce souffle et indique qu'il peut être double, si, en même temps que l'insuffisance, il y a rétrécissement.

Andral, dans l'édition des œuvres de Laënnec de 1836, indique, dans une note, une classification nouvelle donnée par M. Roger, qu'il résume ainsi : « A la pointe, au premier temps, insuffisance mitrale ; à la pointe, au deuxième temps, rétrécissement mitral. »

Ce souffle correspond au passage du sang à travers les parties de la valvule mitrale ; il est donc systolique et commence exactement avec le premier bruit du cœur, ou bien au moment où ce bruit qu'il remplace devrait se faire entendre. Il est d'emblée fort et vibrant, et atteint son maximum d'intensité au moment même où il se produit, sans éprouver ultérieurement de renforcement ; il va s'atténuant ensuite et se prolonge pendant toute la durée du petit silence, en devenant de plus en plus faible. Ces caractères sont en rapport avec les conditions dans lesquelles ce souffle se produit et la cause qui lui donne naissance. Dès le début de la systole, la colonne sanguine rétrograde chassée par le ventricule a sa vitesse maxima, et c'est à cet instant que le bruit a le plus de force et de netteté; il s'affaiblit ensuite à mesure que la pression s'élevant dans l'oreillette, la résistance augmente peu à peu et que, peut-être, la force d'impulsion devient un peu moindre.

Les bruits de souffle doux ou rudes produits par les lésions de la mitrale offrent un siège très précis. Quand leur étendue est très limitée, ils siègent au niveau de la pointe du cœur, puis, si l'espace qu'ils occupent grandit, ils s'étendent dans trois sens : en dehors de la pointe, en dedans de la pointe et en haut vers l'insertion du cartilage de la troisième côte gauche, point correspondant à l'orifice mitral. L'orifice mitral correspond exactement à l'insertion sternale du troisième cartilage gauche; la valvule se dirige de là directement vers la pointe et correspond à la partie interne du troisième espace intercostal.

Pour Peter, le maximum s'étend à la partie moyenne du ventricule, c'est-à-dire dans la zone valvulaire. C'est là un résultat constant de ses expériences. Dans les cas d'insuffisance mitrale, une brochette enfoncée, au moment de l'autopsie, au point où le souffle s'entendait maximum, traversait toujours les lames de la valvule, quelquefois à leur point même d'implantation, plus souvent à leur partie moyenne; d'autres fois cette pointe s'engageait au milieu des cordages tendineux. Quant à l'erreur de langage classique, elle provient, pour l'éminent professeur, de ce que, lorsque le cœur s'hypertrophie, il descend et sa pointe s'abaisse; de sorte que la partie moyenne du ventricule s'en vient correspondre à la partie de la paroi thoracique où battait la pointe à l'état nor-

mal et qu'ainsi le bruit morbide est perçu là où la
pointe battait autrefois.

M. C. Paul se demande pourquoi le bruit de
souffle s'entend à la pointe et non pas à la colonne
vertébrale, comme l'indique, d'après lui, la loi
générale. Il en conclut que les conditions de transmission du son par les organes du médiastin
postérieur sont défectueuses. Si le son est transmis,
en revanche, à la pointe, contrairement au cours
du sang, c'est qu'il trouve dans les parois hyper-
trophiées du cœur un meilleur conducteur.

Duroziez (*loc. cit.*) a cherché à prouver qu'un
souffle se rattachait d'autant plus à une insuffisance
mitrale qu'on l'entendait mieux en arrière. La
raison de cette localisation, d'après lui, c'est que le
ventricule gauche est en arrière et que le souffle
se dirige vers l'oreillette placée en arrière pour
s'engager dans les veines pulmonaires. Ce souffle
se propage habituellement vers l'aisselle, avec plus
ou moins d'intensité. On peut même l'entendre
jusque dans le dos du malade, où il domine dans
certains cas le murmure vésiculaire. C'est là,
d'après M. Duroziez, un excellent signe permettant
de le différencier d'avec le souffle de l'insuffisance
tricuspidienne, qui ne s'entendrait jamais dans le
dos.

M. Oddo, de Marseille (*Gaz. hebdom. de méd. et
de chirurgie*, 26 août 1895) a étudié la diffusibilité,
quelquefois extraordinaire, de certains souffles
cardiaques. Dans une de ses observations, où il
s'agissait de rétrécissement et d'insuffisance mitrale, le souffle pré et systolique intense, de tonalité basse et de timbre ronflant, ayant son maximum

à la pointe avec propagation dans l'aisselle, se percevait dans toute l'étendue de la cage thoracique,
jusque dans la gouttière vertébrale gauche. Ce
souffle était perceptible encore au cou, à la face,
au crâne, au sacrum, aux membres supérieurs et
inférieurs, sauf aux pieds.

Les auteurs italiens, Petrazzani entre autres (*Gaz.
méd. ital. Lomb.*, 1882) ont publié des faits sembla-
bles; le Dr Oddo a pu constater un souffle généralisé chez une de ses clientes, affectée d'insuffisance
mitrale, et qui prétendait même que, dans certaines
positions, elle percevait une vibration rythmique
le long de ses membres. Il semble, d'après cet
observateur distingué, que ces souffles généra-
lisés ont toujours une tonalité basse et un timbre
vibrant particulier. Les souffles à tonalité élevée,
les souffles en jet de vapeur ne s'étendent jamais
bien loin. Le mécanisme de cette propagation est
difficile à comprendre. Pour ce qui concerne les
souffles mitraux, M. Oddo croit que *tout vibre*,
notamment le tissu osseux à cause de sa densité,
et d'autre part le système artériel, en raison de la
propagation de l'ondée sanguine. L'os agissant
comme une caisse de résonance, transmet les
vibrations aux parties molles voisines.

Tous les auteurs s'ingénient à expliquer pourquoi ce souffle de l'insuffisance prédomine à la
pointe, alors qu'il naît à la base et que le sens du
courant sanguin devrait le propager dans l'oreillette, c'est-à-dire en sens inverse.

D'après les uns, le bruit se propageant en réalité
dans toutes les directions, s'entend néanmoins
mieux que partout ailleurs dans la partie précor-

diale où le ventricule gauche se trouve plus immédiatement en rapport avec la paroi thoracique. Dans une autre hypothèse, on fait remarquer que, dans certains cas, l'orifice représenté par l'extrémité inférieure de l'infundibulum, se trouve fort rapproché de la pointe par le fait du raccourcissement des tendons.

D'après Bergeon (*Causes et mécanisme du bruit de souffle*, 1868) la veine fluide de Chauveau n'est qu'un phénomène secondaire et il faut chercher l'origine des bruits de souffle dans les oscillations de la colonne liquide, qui précèdent et accompagnent la formation de cette veine fluide.

D'après cet auteur, le souffle de l'insuffisance est le résultat d'une veine fluide qui se forme au passage de l'ondée en retour, et alors sur le pourtour de l'hiatus, contre ces productions quelquefois si dures qui envahissent le bord libre des valvules malades, des molécules sanguines sont comprimées exactement comme sur le biseau d'un sifflet, d'où vibrations secondaires dans la masse sanguine placée au-dessus. Cette masse en vibrant produit le souffle et le frémissement cataire, souffle et frémissement qui se propagent dans le sens de l'ébranlement primitif, et comme cet ébranlement est produit par l'élasticité des molécules réagissant contre le courant qui les comprime, c'est contre le courant aussi que se propageront le souffle et le frémissement.

Hope, qui a étudié avec un remarquable talent les qualités des bruits de souffle, caractérise ainsi celui de l'insuffisance mitrale : « Quand la valvule mitrale est insuffisante, admettant le reflux du sang, le premier bruit est accompagné d'un murmure. Il peut être dur, râpeux ou doux, suivant la nature de la contraction, son ton est bas, plus ou moins comme le son, ou murmuré tout bas. » En outre, ce souffle est fort et rapproché s'il est exploré à la pointe du cœur, et un peu vers le côté sternal du mamelon. Le bruit de souffle, dans beaucoup de cas, couvre le premier bruit normal.

L'intensité de ce bruit mitral est variable; il peut être fort et rude, tout comme un bruit de rétrécissement aortique, ou, au contraire, doux, filé au point d'être difficilement perceptible à l'oreille. D'ordinaire, il s'entend très nettement, et tout en ayant un timbre plus doux que les souffles du rétrécissement, suivant la remarque de Barth et Roger, il a une tonalité plus élevée; le bruit de jet de vapeur auquel on l'a comparé exprime très justement le caractère que présente ce murmure. Lorsqu'on entend un souffle systolique d'une intensité extrême, il s'agit très probablement d'un orifice rigide dont les bords ne sont pas très écartés l'un de l'autre, de sorte que le courant sanguin les fait vibrer avec énergie, en même temps qu'il vibre lui-même. Lorsque la valvule est presque complètement fermée, et que le pertuis qui laisse passer le sang est très petit, le souffle devient peu intense, à cause de la faible veine liquide qui lui donne naissance; mais, par contre, il dure pendant tout le petit silence, et peut même acquérir une tonalité élevée. Lorsque l'orifice de communication auriculo-ventriculaire reste, au contraire, largement béant, comme cela se voit à la suite de pertes de substance étendues de la valvule mitrale, ou d'adhérences à la paroi ventriculaire d'une de ses valves, le sang passe très facilement dans l'oreillette dès que commence la systole, et ce passage n'est point accompagné de vibrations susceptibles de donner lieu à un murmure. Lorsqu'il existe, il est bref et se fait entendre presque exclusivement au début de la systole, sans se prolonger dans le petit silence.

Quant au *timbre* du bruit de souffle, il peut affecter toutes les variétés possibles : tantôt grave, tantôt doux, quelquefois musical et simulant, à s'y méprendre, un véritable piaulement. Dans un fait publié par M. Lépine, où l'on avait entendu pendant la vie un piaulement systolique très prononcé, l'autopsie fit voir un anévrysme perforé à son sommet et à bords anfractueux.

Dans certains cas, ce bruit est rêche, râpeux (bruit de scie, de râpe), ou enfin en jet de vapeur.

On rencontre parfois, dans le cours d'une insuffisance mitrale caractérisée par un souffle systolique bien défini, des bruits surajoutés assez étranges, qui ressemblent à ceux que produit une crécelle, ou encore une corde vibrante. Ces bruits qui sont fort difficiles à décrire, et qui sortent tout à fait du type classique du souffle mitral, sont parfois dus à l'interposition sur les bords de la valvule d'un corps étranger pédiculé, dont les vibrations lors de chaque systole viennent renforcer celles de l'orifice et de la colonne sanguine. Dans un cas cité par MM. Potain et Rendu (*loc. cit.*), ce murmure simulait tout à fait une sorte de bruit de guimbarde. L'autopsie montra, à côté de la valvule insuffisante, un cordage tendineux détaché du reste et dévié de telle sorte qu'il se trouvait fixé à la paroi ventriculaire même et tendu ainsi sur le trajet de la colonne sanguine.

Théoriquement, le bruit de souffle de l'insuffisance mitrale doit se terminer avec la systole. Si l'on entend un autre bruit de souffle post-systolique dans le commencement de la diastole, que faut-il en conclure? S'agit-il d'un rétrécissement?

Telle est la question que se pose M. C. Paul en se basant sur les faits. Il n'est pas rare, en effet, en écoutant le cœur d'un malade atteint de lésion mitrale, d'entendre d'abord un souffle doux tenant toute la durée de la systole, puis un renforcement de bruit donné par le claquement des sygmoïdes, et enfin un souffle doux qui termine la révolution et couvre ainsi une partie de la diastole. Un observateur non prévenu soutiendra, en pareil cas, qu'il y a deux bruits de souffle, un systolique et un diastolique, et il admettra un rétrécissement, pensant que ce bruit est dû au sang qui rentre dans le ventricule à travers un orifice rétréci et rugueux. Mais, si on promène le stéthoscope vers la ligne médiane, le bruit de souffle se prolonge de moins en moins et, vers le milieu du bord inférieur du cœur, avant d'arriver au sternum, on constate que ce bruit se raccourcit peu à peu et reste limité à la systole. On a donc observé un bruit de souffle systolique prolongé qui prend les apparences d'un bruit diastolique. C'est pourquoi M. C. Paul lui a donné le nom de *souffle paradoxal*, c'est-à-dire de bruit de souffle paraissant appartenir à la diastole et appartenant en réalité à la systole.

L'*attitude* du malade peut déterminer des changements dans l'intensité du souffle d'insuffisance mitrale. Il peut n'apparaître que dans certaines attitudes, ou être notablement renforcé dès qu'on fait prendre ces attitudes au malade.

Dans une thèse remarquable citée dans l'historique, le docteur Azoulay étudie une nouvelle méthode d'auscultation et de diagnostic basée sur les diverses positions du corps du malade.

Voici l'attitude que M. Azoulay emploie couramment :

1° Après avoir enlevé tout oreiller et mis le traversin tout contre le chevet du lit, placer le malade le plus horizontalement possible ;

2° Relever fortement la tête, la tête seule sans les épaules, avec le traversin, de sorte que le menton se rapproche du sternum ;

3° Le malade doit élever lui-même, mais doucement, avec le moins d'effort, ses bras étendus, et les porter ainsi en arrière, contre le chevet du lit où il les maintiendra appuyés ou fixés aux barreaux ou au bord supérieur du chevet suivant les circonstances ;

4° Faire placer les genoux de façon que, les pieds reposant sur le lit, les talons soient aussi près que possible des ischions.

Les genoux doivent se toucher.

Le malade doit effectuer les mouvements qui l'amènent à l'attitude relevée *doucement et sans effort brusque*.

Une fois dans l'attitude relevée, il doit *détendre tous ses muscles* et ne faire désormais aucun effort, et de plus il ne doit être gêné par rien. Il faut *attendre une à deux minutes avant de pratiquer l'examen*, afin de laisser le calme se rétablir dans le cœur agité par les mouvements du malade.

En opérant ainsi, on obtient à la fois le renforcement des bruits du cœur et leur ralentissement.

Ce procédé a été expérimenté avec succès par M. Chauffard, à l'hôpital Broussais, par M. Hanot, à Saint-Antoine et par M. Landouzy, à l'hôpital Laënnec.

Je l'ai expérimenté moi-même dans plusieurs circonstances, et, sans partager l'enthousiasme de l'auteur, je crois que son application est d'une véritable utilité.

Dans l'insuffisance mitrale, d'après M. Azoulay, l'attitude relevée amène toujours un renforcement notable du souffle entendu en position couchée. Elle provoque souvent l'apparition d'un souffle au premier temps, soit peu intense mais net, soit tout d'un coup en jet de vapeur et même piaulant. Elle peut changer le timbre d'un souffle et le rendre encore plus caractéristique ou plus facile à percevoir.

En allongeant la systole, elle aboutit au même résultat. Quand les souffles sont très intenses, elle peut en changer le timbre, mais elle les propage aux autres orifices, ce qui la rend mauvaise dans ces cas.

En augmentant dans l'arythmie le nombre des systoles vigoureuses et efficaces, elle permet d'entendre plus souvent un souffle passager.

Renforcement du deuxième ton pulmonaire. — Un autre signe physique de l'insuffisance mitrale est constitué par le retentissement du deuxième ton de l'artère pulmonaire ; ce phénomène est la suite nécessaire de l'hypertrophie du ventricule droit, car plus est intense la force de projection du sang du ventricule droit dans l'artère pulmonaire, plus fortement le sang est repoussé pendant la diastole contre les valvules pulmonaires. Parfois, surtout chez les individus jeunes atteints d'une hypertrophie droite considérable, cette occlusion diastolique des valvules pulmonaires est perceptible sous forme d'un choc très bref dans le deuxième espace intercostal gauche près du sternum.

Affaiblissement du deuxième ton aortique. — Par une raison opposée, c'est-à-dire à cause de la faible pression qui prédomine dans l'aorte, qui reçoit beaucoup moins de sang que dans l'état normal, le deuxième ton de l'aorte est affaibli, et parfois même on ne l'entend plus. Toutefois la disparition du deuxième ton à la pointe n'est pas toujours due à l'absence de transmission du bruit jusqu'à la pointe ; il est souvent couvert par le bruit systolique très sonore de la pointe, lequel se prolonge jusqu'au début de la diastole.

Irrégularité des bruits du cœur. — C'est là un des symptômes les plus saillants de l'insuffisance mitrale accentuée.

L'incoordination du rythme cardiaque est, en effet, une chose frappante, surtout dans la période confirmée de l'affection, alors qu'il y a déjà hypertrophie avec dilatation des cavités gauches. Cette arythmie défie parfois toute description, s'exagérant surtout à l'occasion d'une fatigue ou d'une émotion. Ces irrégularités dans les battements du cœur sont signalées purement et simplement par la plupart des auteurs, sans donner lieu à une étude approfondie. Le lecteur me permettra d'insister sur ce sujet important et d'essayer d'en faire une analyse succinte.

Intermissions et faux pas du cœur. — Il peut arriver qu'au lieu de l'enchaînement normal et régulier des battements du cœur, on observe quatre ou cinq battements très rapprochés et très brefs, mais composés comme à l'état normal de deux impulsions et de deux pauses; puis, tout à coup, le cœur s'arrête, et les battements ne recommencent qu'après un certain temps, quelquefois une ou deux secondes. Ce temps d'arrêt, cet intervalle de silence complet, improprement désigné sous le nom d'intermittence, doit être distingué de ce dernier trouble par la dénomination d'*intermission*.

Cette intermission est quelquefois réelle; d'autres fois, elle n'est qu'apparente; il peut se faire que le battement ne soit pas perceptible à l'auscultation et que cependant le pouls continue à battre; il y a, comme l'a si bien dit Bouillaud, un *faux pas du cœur*.

Tantôt, on peut observer des séries de pulsations accélérées et brèves, séparées par des intermissions plus ou moins longues; d'autres fois, ce sont des pulsations très espacées, des intervalles de deux secondes, deux secondes et demie, puis tout à coup surviennent deux, trois, quatre pulsations très rapprochées. Là encore le pouls peut ne pas suivre l'accélération des battements du cœur ou ne révéler, d'une façon très incomplète, les perturbations de cet organe. Dans ce cas, comme dans le précédent, c'est l'arythmie qui porte sur l'enchaînement, sur la succession des battements du cœur.

L'arythmie peut porter aussi sur la durée de la révolution cardiaque ou plutôt sur la durée des éléments qui la composent, bien que les battements soient régulièrement espacés; il y a, en un mot, dans ce cas, une perversion chronologique des temps du cœur. La systole peut se prolonger pendant la moitié de la durée totale de la révolution du cœur; la diastole est alors abrégée d'une façon relative; mais, à son tour, elle peut être abrégée directement, et le bruit diastolique peut même faire complètement défaut.

Il ne peut être question ici des dédoublements du second bruit qui sont caractéristiques du rétrécissement mitral.

Fausses intermittences. — M. Lasègue (*Arch. gén. de méd.*, 6e série, 2-11) a eu le mérite d'attirer un des premiers l'attention entre les intermittences vraies et fausses. Il faut les séparer également des arythmies proprement dites. Laënnec avait déjà distingué deux sortes d'intermittences : les *vraies* caractérisées par la suspension des battements du cœur et les *fausses* dues à une systole avortée du cœur, à une contraction trop faible pour se faire sentir dans les artères et leur communiquer une impulsion sensible. Les fausses intermittences caractérisent presque toujours une lésion intra-cardiaque. Cette division a été admise par Bouillaud qui attache une assez grande importance aux arrêts ou hésitations du cœur, qu'il désigne sous le nom de *faux pas*.

Dans les cas d'intermittence vraie (tabac, café, causes cérébrales), le cœur fonctionne régulièrement, en dehors des suspensions qui viennent de temps en temps et plus ou moins périodiquement, rompre la série des battements. Le cœur bat normalement, seulement il s'arrête toutes les 4, 5, 10 pulsations pour reprendre ensuite son rythme régulier.

L'arythmie peut affecter toutes les variétés possibles dans l'insuffisance mitrale. Battements irréguliers, inégaux, intermittents, faux pas; succession de plusieurs pulsations énergiques et vibrantes qui brusquement s'atténuent et se résolvent en une sorte d'ondulation mal caractérisée; toutes ces anomalies s'observent d'une façon presque constante.

Je dirai quelques mots des *arythmies cadencées ou allorythmies*, caractérisées par une succession régulière de contractions offrant toutes les mêmes caractères, mais non ceux des battements normaux. C'est, si l'on peut s'exprimer ainsi, l'ordre dans le désordre. Les arythmies cadencées se révèlent au sphygmographe par des tracés qui se décomposent en un certain nombre de segments offrant tous les mêmes caractères; c'est-à-dire que l'examen de ces tracés nous fait passer par un certain nombre de phases graphiques successives absolument identiques les unes aux autres.

Il est fort difficile d'analyser d'une façon satisfaisante des phénomènes aussi complexes. On ne sait guère pourquoi le cœur, à certains moments, se contracte à vide, tandis qu'à d'autres le ventricule se trouve brusquement distendu par une ondée sanguine considérable, alors surtout que la fibre cardiaque n'a pas encore subi d'altérations profondes. Il est probable, ainsi que le pense M. Potain, que les mouvements respiratoires jouent un grand rôle dans la production de ces phénomènes, en modifiant les conditions de pression circulatoire. M. Marey a prouvé en effet qu'à chaque instant, sous l'influence de la respiration, la tension sanguine varie dans l'oreillette.

Le tracé cardiographique présente dans le cas d'insuffisance mitrale une forme particulière que M. Tridon (*loc. cit.*) a fait connaître. Si on le compare au tracé normal, on voit que le début de la systole, au lieu de se faire brusquement, par une ascension presque verticale, est marqué par une ligne oblique qui va s'arrondissant à partir d'une certaine hauteur, et qui n'atteint son maximum que vers le milieu de la période systolique. Le ventricule n'atteint donc en ce cas sa tension maximum que graduellement, sans doute parce qu'il ne trouve pas dans la valvule mitrale la résistance ordinaire. Mais sa décontraction aussi semble se faire graduellement et d'une façon moins nette que dans l'état normal. Il en résulte qu'au lieu de s'écrire sous la forme d'une ligne droite se détachant à angle aigu du sommet, elle se traduit par une ligne oblique descendante, tout à fait analogue à l'oblique ascendante de la contraction du ventricule. L'ensemble de la graphique représente une courbe

à sommet arrondi, parfaitement régulière et à peine
ondulée.

Mais les caractères de ce tracé n'ont rien de pathognomonique; aussi, malgré l'aspect très caractéristique que la courbe cardiographique affecte
parfois dans l'insuffisance mitrale, on ne saurait
compter beaucoup sur les résultats de ce mode
d'exploration, car il suffit de quelques irrégularités
des battements du cœur et de quelques palpitations pour modifier profondément la forme du
tracé; et l'incoordination est, nous le savons, la
règle dans l'insuffisance mitrale.

Pouls. — Pour Eichhorst (*Traité de path. int.*,
2, 1, 1881), le pouls radial est souvent normal et
Marey se serait trompé en disant qu'il est toujours
irrégulier. D'après le professeur de Zurich, même
quand la compensation de l'insuffisance mitrale
commence à ne plus se faire, le pouls peut garder
son type régulier.

Pour G. Sée (*Traité des mal. du cœur*, 1889), l'état
de vacuité relatif du système aortique dans l'insuffisance mitrale fait aussi que le pouls est petit et la
tension basse. De ces propriétés du pouls qui sont
si nettement en contraste avec le choc si violemment renforcé (par hypertrophie du ventricule
droit, le gauche étant placé en arrière), on peut
ordinairement conclure à l'existence d'une insuffisance mitrale. D'après le même auteur, l'arythmie
du cœur et du pouls est très rare dans l'insuffisance
mitrale pure et au début.

En général, le pouls traduit exactement les irrégularités des battements du cœur. Il est petit, inégal, irrégulier et souvent intermittent; petit, par

suite de la diminution de l'ondée sanguine lancée
dans l'aorte, inégal et irrégulier, parce qu'il correspond à des contractions cardiaques différentes
d'intensité et variables de rythme. Enfin, il est intermittent dans les faux pas du cœur, dans les contractions imperceptibles, alors que l'artère radiale
ne reçoit qu'une quantité très minime de sang
(fausse intermittence).

Le tracé sphygmographique est assez caractéristique. La ligne d'ensemble est ondulée, irrégulière.
Les pulsations, prises individuellement, sont petites ; la ligne d'ascension n'est jamais élevée ; le
dicrotisme normal est constamment prononcé, mais
il est très variable eu égard à la longueur de chaque pulsation. Dans certains cas, les modifications
d'amplitude et de longueur de la pulsation paraissent se produire d'une façon périodique (allorythmie).

Enfin, quand le muscle cardiaque est profondément altéré, le tracé se réduit à une ligne ondulée,
à peine visible ; c'est le pouls et l'asystolie imminente.

TROUBLES VISCÉRAUX

Je viens de décrire les symptômes de l'insuffisance mitrale pendant la période d'état, dans cette
période qui est à la limite de la phase dite de compensation. Mais, à mesure que la maladie progresse,
il surgit des complications tenant à l'état de dilatation passive des cavités droites du cœur, alors que

le ventricule droit ne suffit plus à compenser la stase sanguine intra-pulmonaire.

Il n'entre pas dans mon programme de décrire dans son entier l'insuffisance tricuspidienne qui, tôt ou tard, vient s'ajouter à l'insuffisance mitrale; mais j'aurai besoin d'entrer dans quelques détails sur l'état des veines jugulaires dans cette période de l'insuffisance mitrale où l'asystolie est imminente.

Cet état de dilatation du cœur droit se caractérise par une cyanose à peu près permanente, une bouffissure habituelle des traits, la distension des veines jugulaires qui se dessinent sur les côtés du cou sous forme de deux cordons bleuâtres, et par la congestion chronique du foie.

Le facies mitral. — Le cardiaque mitral, a-t-on dit, est un veineux, un congestionné, un bleu. Le cardiaque aortique, au contraire, est un artériel, un anémique, un blanc.

Les mitraux, surtout dans le rétrécissement, présentent un facies spécial. Ils ont le teint coloré, le sang facilement porté au visage. Sous cette influence, les capillaires des joues finissent par se distendre et par devenir variqueux. Il n'est pas rare, non plus, de voir survenir au front et sur le nez des pustules d'acné, et, chez les femmes, la couperose. C'est l'indice d'une circulation déjà gênée et d'une congestion habituelle des extrémités supérieures. Il faut joindre à cela la tendance au refroidissement périphérique, l'engourdissement des doigts, la coloration bleuâtre des ongles, enfin passagèrement un léger degré de cyanose des lèvres.

Les veines du cou présentent un phénomène singulier, une *ondulation*, c'est-à-dire une série alternante, irrégulière, permanente, de gonflements et d'affaissements.

Cette ondulation est influencée par la respiration et l'action du cœur; pendant l'inspiration les veines se dégonflent, à cause du dégorgement très rapide; pendant l'expiration, elles se gonflent à cause de l'obstacle à la sortie du sang. Le cœur, à chaque systole des cavités droites, fait rétrograder une certaine quantité de sang dans la veine cave supérieure et même plus loin. Aussi la colonne sanguine de la jugulaire éprouve de nouveau un mouvement, et comme les mouvements veineux provenant du cœur et ceux de la respiration ne cadrent pas, comme d'autre part la veine mise en contraction n'arrive pas instantanément au repos, elle est presque constamment à l'état d'*ondulation*.

Lorsque l'insuffisance tricuspide est confirmée, on observe le *pouls veineux vrai* qui, quoique n'entrant pas directement dans mon sujet, mérite pourtant une description spéciale.

Dans l'insuffisance tricuspide, chaque systole projette une partie du contenu du ventricule droit dans l'oreillette droite et par en haut dans les veines caves qui s'y ouvrent. Il s'ensuit dans ces conditions une *réplétion des veines corporelles*. La réplétion apparaît d'abord dans les veines du cou, parce qu'en raison de la plénitude de l'oreillette droite, ces veines ne peuvent plus se vider que difficilement. Bientôt alors il se manifeste un phénomène très caractéristique dans ces veines, particulièrement dans la veine jugulaire droite : c'est une pulsation isochrone avec la systole du cœur. Cette pulsation se manifeste de telle façon que la masse de sang repoussée en arrière sous l'influence d'une forte pression par suite de la contraction du ventricule droit, use peu à peu les valvules de la veine jugulaire (Guttman), qui ne peuvent plus opposer d'obstacle à la pression; ces valvules se perforent, se déchirent ou s'atrophient, et désormais, à chaque contraction du ventricule droit, le sang est refoulé par en haut dans la veine jugulaire. Lorsque cette insuffisance des valvules des jugulaires s'est produite, lorsqu'avec elle le pouls de la veine jugulaire s'est manifesté, la veine jugulaire se dilate par les masses de sang qui y sont projetées, et elle apparaît sous la forme d'un volumineux cordon fortement coloré en bleu. De l'intensité de ce pouls veineux dépend naturellement sa signification plus ou moins accentuée; dans les cas très prononcés, on ne voit pas seulement la pulsation, mais on la sent, à l'aide du doigt légèrement apposé sur la veine, le malade étant couché. Ce pouls veineux cardio-systolique est souvent précédé d'un léger soulèvement présystolique de la veine jugulaire, qui provient de l'ondée sanguine rétrogradant dans la jugulaire, lors de la contraction de l'oreillette droite énormément distendue.

Si la pulsation est plus forte dans la *jugulaire droite* que dans la gauche, cela s'explique anatomiquement; la veine anonyme droite s'ouvre en ligne plus directe que la gauche dans la veine cave supérieure; c'est ce qui fait que le courant sanguin du regorgement parvient en plus grande partie dans la veine droite anonyme que dans l'anonyme et la jugulaire gauches.

En général le pouls veineux n'est perceptible que sur la jugulaire interne, parce que l'ondée sanguine rétrograde ne parvient pas à la franchir pour gagner d'autres veines : parfois cependant on voit battre des veines plus petites appartenant au département vasculaire de la jugulaire, et cela particulièrement dans la jugulaire externe, parfois même dans les veines de la face. Si enfin une partie du sang refluant arrive de la veine anonyme dans la sous-clavière, on voit alors des pulsations se produire dans les grosses veines de ce district, à savoir la veine axillaire, brachiale, et même celle de l'avant-bras.

Dans le *faux pouls veineux* dû à la contraction de l'oreillette hypertrophiée, le battement est *présystolique* ; on l'observe dans le rétrécissement mitral. Pour le vrai pouls veineux qui est *systolique*, il augmente d'une façon notable, dans le segment inférieur du cou, quand on exerce une compression sur la veine au milieu du cou. Pour bien se rendre compte de ces battements, il faut placer un doigt sur la veine qui bat, et la comprimer en y promenant le doigt de bas en haut, on voit alors immédiatement, dans la partie que l'on vient ainsi de vider, l'ondée sanguine veineuse remonter de bas en haut, dans le sens de l'ondée artérielle et les battements se reproduire.

Dans le faux pouls veineux, si on comprime la veine, comme je viens de l'indiquer, il y a affaissement du segment comprimé.

Sous le nom de *pouls bulbaire* ou pulsation du

bulbe de la jugulaire (Bamberger), certains auteurs allemands désignent le battement systolique très marqué qui se produit à l'entrée même de la jugulaire. Il est dû à ce que, les valvules des jugulaires ne se laissant pas encore forcer, le renflement veineux situé au-dessous d'elle est fortement soulevé par l'ondée sanguine rétrograde qui le distend. Ce n'est donc que le premier degré du pouls veineux vrai.

Pouls veineux hépatique. — Dans le département de la veine cave inférieure, on observe, d'une manière souvent frappante, des phénomènes de reflux du sang veineux. Les *battements du foie*, dans l'insuffisance tricuspide, signalés par Sénac, Kraysig, ont été étudiés surtout par Friedreich, qui démontra le premier qu'ils sont constitués par une expansion du foie lui-même. Mahot, dans sa thèse (1869), a complété la démonstration.

Si l'on place la main sur la région épigastrique, au niveau de l'hypochondre droit, on perçoit des battements réguliers, systoliques et isochrones aux battements du cœur; ils ne sont que peu influencés par les mouvements respiratoires. Le maximum de ces battements a son siège au niveau du lobe gauche du foie. On a pensé tout d'abord qu'il s'agissait de mouvements communiqués au foie, de battements par transmission. Mais dans certains cas où, après avoir pratiqué une ponction de l'ascite, on peut saisir à travers la paroi le bord antérieur de la glande hépatique, on voit qu'il s'agit bien là de mouvements d'expansion du foie lui-même. Il bat à la manière d'un angiome ou d'une

tumeur érectile. Si l'on place les deux mains, l'une
en avant, l'autre en arrière, ou l'une à droite et
l'autre à gauche, on sent qu'elles s'éloignent nettement à chaque systole ventriculaire. Ce fait permet
de différencier nettement les battements hépatiques dus à l'insuffisance tricuspide des battements
propagés de l'aorte abdominale; car, comme pour
les jugulaires, il y a un vrai et un faux pouls veineux hépatique.

Pendant l'inspiration, il y a parfois un dédoublement de la pulsation, lequel paraît tenir aux contractions du diaphragme. Au sphygmographe, il y
a, selon Friedreich, du dicrotisme sur la ligne ascendante, ainsi que sur la descente, ce qui tiendrait
à un afflux de sang dans l'oreillette, au début de
la diastole, dans les affections mitrales.

Pouls des veines pulmonaires. — D'après Duroziez, le pouls des veines pulmonaires correspond
pour les cavités gauches au pouls veineux des cavités droites. A droite, on note le pouls des jugulaires, de la veine crurale, les battements du foie,
la congestion des reins, l'œdème des membres.
A gauche, le même pouls doit exister dans les
veines pulmonaires, avec la congestion et l'œdème
des poumons. On peut admettre dans les veines
pulmonaires des reflux considérables et puissants
démontrés par l'intensité des souffles que l'on entend, d'après Duroziez, sur la hauteur des deux
poumons en arrière. Les veines pulmonaires ac-
quièrent la grosseur du pouce et au delà; on comprend l'effet de ce bélier sanguin sur le poumon,
quand il existe une large insuffisance. On peut

même comprendre que des embolies puissent pénétrer à rebours jusque dans les racines des veines pulmonaires. On ne tient peut-être pas assez compte de ce reflux dont la violence peut provoquer peut-être des accidents subits inexplicables, peut'être dus parfois à des médications inopportunes.

La lésion du cœur gauche, dit encore M. Duroziez, se juge aux poumons, comme celle du cœur droit se juge au foie ; il n'est guère possible, comme on l'a prétendu, que l'insuffisance mitrale se fasse sentir sur le foie, avant de se faire sentir sur le poumon.

Par le reflux violent du sang se ruant du ventricule gauche dans les veines pulmonaires, en même temps qu'il est foulé par le ventricule droit dans l'artère pulmonaire, on peut avoir l'explication de ces à-coups qui peuvent tuer en quelques heures, en faisant des deux poumons deux plaques d'amadou imbibé de sang.

L'hypothèse ingénieuse de M. Duroziez manque malheureusement de preuves cliniques et expérimentales. Elle est vraisemblable, logique et probablement réelle, mais il est à craindre que ce clinicien expérimenté n'ait tracé un tableau un peu trop sombre d'un phénomène dont la démonstration est à faire.

Hydropisies. — L'hydropisie est un des symptômes culminants de l'insuffisance mitrale. L'apparition de l'œdème dans certaines régions déterminées est un signe positif de déchéance de l'organisme. C'est d'abord d'une manière fugace, aux pieds, aux malléoles, après une marche un peu longue, que se manifeste d'abord l'œdème; le repos de la nuit suffit à le dissiper; mais il reparaît avec la plus grande facilité. Puis l'hydropisie devient plus durable, envahissant successivement le haut des jambes, les cuisses, le scrotum ou les grandes lèvres, la région inférieure du ventre, la région lombaire, la face plus rarement. Les membres supérieurs, le gauche surtout, par suite de l'obliquité du tronc veineux brachio-céphalique gauche, sont quelquefois envahis. En se répétant, ces poussées d'œdème communiquent aux parties infiltrées des proportions surprenantes, monstrueuses dans certaines circonstances. La verge et le scrotum peuvent être absolument déformés. La peau, distendue outre mesure, finit par s'érailler et est le siège d'un suintement séreux. La vitalité s'affaiblit et les parties ainsi envahies se refroidissent et se cyanosent. On voit apparaître, comme je l'ai déjà mentionné, de l'érythème, des pustules d'ecthyma et des phlyctènes aboutissant à un véritable sphacèle. La moindre irritation cutanée peut donner lieu à la lymphangite, l'érysipèle et la gangrène. Le liquide hydropique s'accumule plus tard dans les cavités séreuses, le péritoine, le péricarde et les plèvres. Le tissu pulmonaire, le cerveau, sont œdématiés à leur tour.

La pathogénie de l'hydropisie a été longuement étudiée dans le chapitre de la physiologie pathologique; je n'y reviendrai pas.

Toute cette évolution demande des mois entiers, pendant lesquels l'hydropisie peut de nouveau reculer pour reparaître et alterner ainsi jusqu'à ce que l'épanchement de serum reste stationnaire.

Troubles pulmonaires (voir *Traité de médecine*, t. IV). — Au début d'une lésion mitrale, à la période de compensation, les accidents pulmonaires sont minimes ; c'est la dyspnée passagère et je me suis déjà longuement expliqué sur ce point. Mais dans la période d'hyposystolie, à l'époque de l'apparition des œdèmes, le malade, de plus en plus oppressé, se met à tousser, par suite de la congestion accompagnée de bronchite qui s'installe à la base des poumons et qui se traduit par de la submatité et des râles sous-crépitants. Puis, à mesure que l'asthénie cardiaque fait des progrès, la dyspnée elle-même tend à devenir continue, l'oppression s'accroît sous formes de paroxysmes nocturnes : c'est le *pseudo-asthme cardiaque* déjà décrit ; l'apparition de râles fins à l'auscultation dénote l'existence de l'œdème pulmonaire.

Lorsque l'hypostase pulmonaire est définitivement installée, l'examen histologique des crachats décèle l'existence de granulations pigmentaires dans les leucocytes agrandis et ayant absorbé le pigment résultant de la destruction des hématies. Les crachats renferment aussi des globules rouges intacts. Des hémoptysies franches répétées peuvent même se produire, d'où la nécessité d'ausculter soigneusement le cœur lorsqu'un malade crache du sang. Cette corrélation des hémoptysies et des affections cardiaques a été suffisamment démontrée par Trousseau. Un malade, une femme la plupart du temps crache du sang à plusieurs reprises ; du sang rutilant et abondant ; on cherche à plusieurs reprises des tubercules qu'on ne trouve pas et on finit par découvrir une insuffisance mitrale qu'on ne soupçonnait pas.

Je reviendrai sur ce sujet à propos de l'apoplexie pulmonaire. D'autres fois, le processus atteint les plèvres et on constate les signes d'un double *hydrothorax* ; des deux côtés, il s'est formé un épanchement séreux privé de fibrine. Il faut bien distinguer cette hydropisie des plèvres de la véritable pleurésie qui n'est par rare dans les cardiopathies mitrales et qui a été mise en relief par M. Bucquoy (*France médicale*, 1882). Dans ce dernier cas, l'épanchement est unilatéral.

Les hyperhémies actives et les œdèmes aigus du poumon se présentent surtout dans les cardiopathies artérielles, surtout dans la coronarite et l'aortite. Mais nous savons déjà que l'insuffisance mitrale peut être d'origine artérielle. J'ai parlé de cette dyspnée formidable, apparaissant surtout la nuit, présentant tous les caractères d'une dyspnée nerveuse et probablement d'origine toxique, par suite de la non-élimination des ptomaïnes et des leucomaïnes à travers les reins insuffisants ; souvent, dans ces cas, l'auscultation ne laisse entendre aucun signe morbide dans la poitrine.

L'*œdème aigu du poumon*, décrit par Grossmann, Bouveret et Bouchard, est un accident grave rapidement mortel. La symptomatologie consiste en une oppression extrême s'accompagnant rapidement des signes de l'asphyxie, avec expectoration sero-albumineuse très abondante. A l'auscultation, on entend des râles crépitants ou sous-crépitants fins, très abondants, dont le flot monte rapidement et envahit la totalité des deux poumons ; la sonorité est exagérée en raison de l'emphysème aigu qui accompagne cet œdème aigu. La mort peut survenir au bout de très peu de temps.

En somme ces accidents, fréquents chez les aortiques artério-scléreux, sont rares dans l'insuffisance mitrale et je n'en parle que pour bien appuyer sur ce fait que la mitrale peut subir des altérations chez un artério-scléreux et s'accompagner alors de désordres pulmonaires particuliers. La pathogénie de ces troubles respiratoires s'expliquerait, pour Welsch par une asystolie aiguë ; pour Grossmann, il s'agirait d'accidents comparables à ceux que provoque la muscarine, c'est-à-dire un spasme du cœur gauche. Pour Bouveret, il s'agit d'un œdème vaso-paralytique d'origine névropathique. Pour M. Huchard, et cette opinion paraît très acceptable, il s'agit de dyspnée nerveuse d'origine toxique (ptomaïnémie). Cet œdème aigu peut, en effet, se produire dans le mal de Bright.

Infarctus pulmonaire. — Apoplexie. — Quand chez un cardiaque, après plusieurs accès d'asystolie, on voit survenir une dyspnée violente accompagnée de douleur thoracique et d'expectoration sanglante, on peut affirmer, à coup sûr, l'existence d'un infarctus pulmonaire. L'hémoptysie avec expectoration d'un sang rouge et vermeil est plutôt l'indice d'un rétrécissement mitral accompagné ou non de tuberculose.

L'expectoration pneumonique est mieux fondue, plus rouillée. Les caillots du cœur droit peuvent

être l'origine de grosses embolies pulmonaires ;
mais cela est exceptionnel. Dans ces cas-là, la *mort
subite, foudroyante*, peut être la conséquence de
cet accident. Tantôt, à la suite d'un effort, d'un
mouvement intempestif, le malade pâlit et succombe immédiatement ; c'est la mort sans phrases.
Tantôt le patient est pris d'une suffocation violente,
d'une angoisse précordiale extrême ; il laisse échapper un sanglot, crie parfois « j'étouffe, je meurs »,
tombe à terre et meurt en quelques secondes. Le
seul mécanisme à invoquer dans ce cas est la *syncope*. Il s'agit probablement d'un réflexe inhibitoire
dont le point de départ est dans l'irritation des
nervi vosorum de l'artère pulmonaire (Peter, *Clinique médicale*, t. III).

Le malade peut succomber à l'asphyxie ; après
un ictus, le malade suffoque, les yeux sont saillants, la face cyanosée, le cœur tumultueux ; la
soif d'air est impérieuse ; mais l'hématose ne
s'opère point à cause du défaut d'apport sanguin.
Il existe quelquefois des convulsions épileptiformes.
La guérison n'est pas impossible.

Quant aux embolies moyennes, les plus fréquentes, elles produisent des infarctus dont nous
connaissons déjà la structure. Symptomatologi-
quement, le malade, déjà asystolique, éprouve une
douleur thoracique profonde ou obtuse, très vive
dans le cas d'infarctus sous-pleural ; puis surviennent des accès de toux quinteuse et bientôt l'expectoration sanglante caractéristique apparaît. Le
sang est en petite quantité ; il est mélangé aux
crachats auxquels il donne une teinte ocreuse,
bistrée, noir de suie, noir de jais. Les crachats

présentent une odeur aigrelette, comparable à celle du sirop antiscorbutique (N. Guéneau de Mussy). Les signes physiques consistent dans l'apparition de râles crépitants dans un point limité ou du souffle tubaire. Gendrin a perçu des signes cavitaires à la suite de l'évacuation d'un foyer d'infarctus.

La tendance de l'infarctus hémoptoïque est la guérison. La pneumonie, l'épanchement pleural, le pneumothorax, enfin la suppuration et la gangrène sont des complications possibles de cette lésion.

Troubles digestifs. — M. Hautecœur a fait une étude spéciale de l'estomac des cardiaques (*Thèse de Paris*, 1891). M. G. Sée (*loc. cit.*) a basé sur ces troubles une forme spéciale, *fruste*, des cardiopathies.

C'est le plus souvent dans le cours d'une affection mitrale reconnue que se produit le gastricisme initial chez les cardiaques. L'appétit est habituellement diminué, l'anorexie étant quelquefois le seul trouble observé. Parfois les malades recherchent instinctivement les aliments vinaigrés qui semblent activer la digestion stomacale. Le cardiaque se plaint de pesanteur au creux épigastrique, quelquefois très douloureuse. La gastralgie est rare chez le mitral, au contraire de l'aortique. Les malades éprouvent une sensation de barre, ce qui augmente encore l'oppression habituelle.

Le Dr G. Harley, de Londres, a appelé tout spécialement l'attention sur la gêne, le danger même, qui pouvaient résulter de la distension de l'estomac chez les cardiaques; la mort subite pourrait en être le résultat.

Donc anorexie et distension gazeuse, tels sont les deux phénomènes principaux. Mais il existe, en outre, des renvois aigres, désagréables, se prolongeant plusieurs heures après le repas.

A une période avancée de la maladie, les cardiaques vomissent facilement. On sait combien il est parfois difficile de leur faire tolérer la digitale, même à petites doses. Ces vomissements, pour peu qu'ils se répètent, indiquent presque toujours des altérations profondes de la muqueuse stomacale. Ils peuvent dépendre de l'abus de certains médicaments, ou de l'insuffisance urinaire.

M. Jaccoud signale les maladies du cœur, comme la cause de certaines hématémèses. Pour Damaschino, les affections valvulaires du cœur peuvent, par l'intermédiaire d'une gastrite catarrhale chronique superficielle, donner naissance à de la gastrorrhagie. Müller (*Thèse de Paris*, 1886) a cité un exemple assez probant d'une hématémèse survenue sous ses yeux, chez une femme atteinte d'une lésion mitrale. L'explication de ce phénomène est facile à donner; il est dû à la stase veineuse et aussi aux érosions ou aux petites ulcérations qu'on peut observer dans l'estomac des cardiaques.

M. Olliver (de Londres) a rapporté l'histoire de trois malades, encore jeunes, atteints de maladies du cœur, lesquelles semblaient devoir durer longtemps encore. Ces malades furent pris brusquement de gastro-entérite aiguë, caractérisée au début par de violentes douleurs stomacales et des vomissements incessants. Ils moururent tous trois

au bout de quelques jours dans le collapsus.
M. Olliver, en étudiant les causes de cette gastro-
entérite, dit qu'on ne pouvait, dans ces cas, incri-
miner les médicaments.

Si les troubles gastriques peuvent faire défaut
dans le cours d'affections mitrales bien établies. on
peut dire qu'ils sont la règle à la période d'asystolie. L'anorexie devient absolue, les vomissements
fréquents. L'alimentation est complètement entra-
vée; le lait même est mal digéré. Ce sont ces troubles que M. G. Sée a bien décrits sous le nom de
gastricisme tardif des cardiaques. Les malades
maigrissent rapidement : comme l'a dit M. Peter,
l'estomac cessant de digérer, l'inanition produit à
son tour l'impuissance fonctionnelle de l'estomac.

Troubles hépatiques (voir Labadie-Lagrave, *Maladies du foie*). — Quand la congestion du foie est
intense, elle contribue pour sa part à augmenter
le volume du ventre; la percussion fait constater
parfois une augmentation de volume telle que le
foie est perceptible jusque dans la fosse iliaque.
L'organe est consistant. lisse; le bord inférieur est
mousse; la surface paraît chagrinée.

Je ne reviendrai pas sur les battements hépatiques que j'ai étudiés tout à l'heure.

Fréquemment la région hépatique est tendue et
pesante chez les cardiaques. Une douleur vraie,
parfois violente, apparaît souvent dans les crises
asystoliques, en même temps qu'il y a des vomissements et un peu de fièvre; il existe alors de la
péri-hépatite et de la pleurésie sèche.

L'*ascite* qui est un phénomène habituel de l'asystolie prend chez certains cardio-hépatiques une importance parfois considérable et, tandis que les autres œdèmes sont peu accentués, son abondance est telle, dans certains cas, qu'il faut ponctionner le malade. Cette ascite peut même constituer la seule manifestation hydropique et son diagnostic pathogénique devient souvent assez difficile ; elle indique alors une cirrhose cardiaque très avancée. Comme dans la cirrhose atrophique, il est certain que la péritonite joue un certain rôle dans la pathogénie de l'épanchement péritonéal.

Parmentier a fait des recherches fort intéressantes sur la composition des urines chez les cardio-hépatiques. Il a remarqué que les chlorures et les phosphates se maintenaient à un chiffre très élevé. De temps à autre il y a de véritables crises urinaires. Quand l'asystolie se prononce, les quantités d'urine et d'urée baissent simultanément, et elles remontent ensemble quand il y a amélioration. C'est bien plutôt l'état des fonctions digestives qui règle l'élimination de l'urée que l'état du foie et Rendu avait déjà fait cette remarque.

Dans un cas, l'autopsie montra que la sclérose était telle que c'était à peine si un cinquième du foie pouvait fonctionner ; cependant, le malade qui mangeait un peu, rendait de 15 à 25 grammes d'urée par jour. L'acide urique et les urates sont abondants dans l'urine des cardio-hépatiques ; la glycosurie alimentaire est fréquente.

L'ictère chez les cardio-hépatiques se présente sous des aspects variables et l'on a tous les intermédiaires entre la jaunisse vraie avec urines biliphéiques et l'ictère hémaphéique plus ou moins accentué avec réaction acajou par l'acide nitrique. L'ictère vrai tient à la stagnation de la bile épaissie et au catarrhe des voies biliaires. Les canaux biliaires comprimés par les vaisseaux sanguins dilatés concourent au même résultat.

L'urobilinurie est très fréquente chez les cardiohépatiques, ce qui s'explique par l'altération du foie.

L'ictère hémaphéique reconnaît le mécanisme ordinaire, c'est-à-dire la diffusion des pigments modifiés.

Dans certains cas, les malades, selon l'expression de Hanot, font leur asystolie dans le foie; c'est l'*asystolie hépatique* dans laquelle les phénomènes habituels de l'affaiblissement cardiaque font défaut ou sont peu marqués. C'est alors le tableau de la cirrhose, non pas hypertrophique, mais à gros foie.

L'ascite est notable; l'hypochondre est douloureux; l'anorexie, les nausées, la diarrhée, complètent le tableau.

L'hématémèse est rare. Talamon a montré le premier que l'ictère grave pouvait terminer l'évolution du foie cardiaque; quand cette rare complication se présente, elle est précédée d'accidents de nature infectieuse : angine, péricardite, diarrhée; puis surviennent les phénomènes nerveux et typhoïdes et les hémorrhagies. Le foie n'arrête plus les poisons qui se diffusent dans l'organisme; en outre les microbes provenant du tube digestif trouvent un terrain favorable pour pulluler.

En présence d'un ictère cardiaque avec des troubles nets du côté du cœur, on pourra croire tout d'abord à une lithiase biliaire retentissant sur le cœur, suivant le mécanisme étudié par Clément, Gangolphe, Fabre, Arloing, etc.

Rein cardiaque (voir Labadie-Lagrave, *Maladies des reins*). — La congestion passive du rein peut persister longtemps avant d'entraîner les troubles fonctionnels. Mais que la stase augmente, et aussitôt les urines changeront de caractères. Elles diminueront d'abord de quantité, et tomberont à moitié ou même moins de la quantité normale. Cette oligurie était autrefois attribuée à une augmentation de la pression artérielle. Rüneberg, au contraire, se fondant sur la faible injection des pelotons vasculaires des glomérules, admet plutôt une diminution de pression. De son côté, Heidenhaim fait observer que la stase doit se propager jusque dans les glomérules et y produire une augmentation de pression. Senator et Conheim font dépendre l'oligurie d'une différence de pression entre le glomérule et les canalicules.

La densité de l'urine augmente et atteint 1030. La couleur se fonce, sa réaction devient fortement acide.

Par le refroidissement, les urines laissent déposer d'abondants sédiments briquetés uratiques. La proportion d'acide urique peut atteindre le vingtième de la proportion d'urée. Ce dernier corps est en général en quantité normale. Outre l'acide urique, les sédiments contiennent souvent des cylindres hyalins et presque toujours des globules de sang.

L'urine contient souvent de l'albumine, mais en

quantité minime ; c'est tout au plus si, d'après les observations de Bartels, la proportion d'albumine en suspension dans les urines s'élève à 2 pour 1000.

A part cela, on ne peut que signaler l'absence de symptômes subjectifs, de douleurs lombaires ou autres, de nature à attirer l'attention du médecin du côté des fonctions rénales. Jamais la simple congestion passive du rein n'a donné lieu à des accidents urémiques. La constatation d'une hydropisie seule fera soupçonner son existence dont l'analyse des urines nous donnera des preuves certaines.

Parfois, dans les néphrites chroniques, particulièrement au stade ultime de la néphrite interstitielle, les symptômes généraux ressemblent de tous points à ceux des affections cardiaques arrivées au stade d'asystolie. C'est alors par les caractères des urines seulement qu'on peut distinguer ces deux états d'origine si différente. Malgré l'hydropisie, malgré les symptômes d'asystolie, l'urine reste en général pâle dans la néphrite chronique, mais, en revanche, elle contient beaucoup plus d'albumine que dans le rein cardiaque.

Troubles encéphaliques. — Les manifestations cérébrales qu'on voit survenir dans l'insuffisance mitrale sont d'ordres très divers, tant au point de vue de leur modalité qu'au point de vue des troubles vasculaires qui les engendrent et de leur signification pronostique.

La *céphalalgie* chez les mitraux est obtuse et continue, consistant plutôt en pesanteur de tête qu'en une douleur proprement dite. Elle s'accompagne d'une propension au sommeil, et s'observe chez les individus dont les conjonctives et la face sont injectées ; c'est évidemment la congestion veineuse de l'encéphale qui est en cause.

L'*insomnie* cardiaque reconnaît des causes multiples.

A l'influence des troubles de vascularisation de l'encéphale, viennent s'ajouter la gêne respiratoire, l'impossibilité où sont souvent les malades de se tenir dans la position horizontale, les douleurs, en particulier la céphalalgie.

Chez ces malades, le sommeil est souvent interrompu par des rêves pénibles, des cauchemars. Les malades se sentent poursuivis et ne peuvent fuir ; d'autres se voient sur le point de tomber dans un précipice. L'agitation peut aller jusqu'à se traduire par du délire. Les malades parlent à haute voix, gesticulent et sont en proie à des hallucinations. Mais c'est là un accident relativement rare chez les cardiaques qui ne sont pas arrivés à la période ultime de leur maladie.

Apoplexie. — Un mitral, ayant eu plusieurs accès d'asystolie, éprouve un jour un malaise notable, pâlit tout à coup, et perd connaissance. Il est plongé dans un état apoplectique, sans conscience, dans une résolution absolue ; ses yeux sont entr'ouverts, les globes déviés en haut, les pupilles dilatées. La respiration est haute, stertoreuse, le pouls fréquent, petit. Quelle est la lésion déterminante de cet ictus apoplectique ? Les caractères de l'attaque apoplectiforme, prise en général, sont toujours les mêmes ; ils ne varient pas avec leur cause originelle, qu'il s'agisse d'une hémorrhagie, d'un ramollissement, d'une thrombose ou d'une embolie. Ces accidents ne varient même pas lorsque, au lieu d'une lésion directe d'une portion de l'encéphale, il s'agit d'une intoxication urémique due à une lésion rénale.

C'est ainsi qu'en ce qui concerne l'hémorrhagie et le ramollissement, par exemple, on se rappellera que ces désordres ne sont possibles qu'avec des altérations vasculaires préexistantes, telles que les anévrysmes capillaires si bien décrits par Bouchard et Charcot, ou encore une endartérite amenant le rétrécissement progressif de l'artère. Or ces altérations ne s'établissent que petit à petit et sont généralement précédées de malaises cérébraux, tels que maux de tête, engourdissement, somnolence, fourmillements dans les membres. On n'observe d'ordinaire rien de semblable chez les cardiaques apoplectiques, et il s'agit certainement d'un ictus d'origine embolique, brusque et sans prodromes.

J'ai déjà dit les points où dans les cavités cardiaques se forment ces caillots.

Si le malade ne succombe pas à l'accident primordial, il présente de l'hémiplégie, avec ou sans aphasie.

L'hémiplégie droite avec aphasie tenace n'est pas rare, si j'en crois ma pratique, chez les mitraux, et notamment chez les femmes. J'ai observé plusieurs faits de ce genre dans mon ancien service des femmes à l'Hôtel-Dieu de Toulouse, ainsi que dans ma pratique.

M. Potain (*Bulletin médical*, 1892, n° 96 bis) se demande si le transport de l'embolie dans le cerveau n'est pas dû à ce que, le cœur se rétractant sous l'influence de la digitale, cette rétraction ne dépasse pas le but, en contribuant au détachement d'un caillot. Car, en effet, la formation des caillots se fait surtout pendant la période asystolique, alors que le cœur, distendu outre mesure et incapable de revenir sur lui-même, ne se vide qu'imparfaitement du sang contenu. Si cet état dure un certain temps, et que, tout à coup, sous l'influence d'une médication appropriée, le cœur revienne sur lui-même, le caillot qui ne jouit pas de la même rétractilité que la paroi cardiaque sera détaché et emporté.

Troubles oculaires. — Les hyperhémies rétiniennes ne sont pas absolument rares dans le cours des affections mitrales; elles se développent lentement, sans exercer d'influence manifeste sur la vision. Tout au plus existe-t-il des éblouissements passagers, quelques éclairs éphémères. A l'ophthalmoscope, on constate que les veines sont gorgées de sang, sinueuses, dilatées et rougeâtres. La *rétinite cyanotique* (Liebreich) s'accompagne d'une légère transsudation séreuse.

Les *apoplexies rétiniennes* affectent des formes diverses, formant tantôt des taches isolées, tantôt un véritable *sablé hémorrhagique*, tantôt de grands foyers. Dans certains cas (Galezowski), la rétine est couverte de taches rouges très nombreuses; dans d'autres l'épanchement sanguin rompt l'enveloppe du corps vitré et produit des opacités floconneuses dans ce milieu.

Les *embolies de l'artère centrale de la rétine* peuvent se rencontrer dans toutes les formes de maladies du cœur. L'embolie rétinienne survient toujours brusquement et s'accuse par un trouble de la vision apparaissant inopinément pendant le jour, le plus souvent au réveil, quelquefois à la suite d'une frayeur ou d'une émotion vive, et en l'absence de toute douleur et de tout signe d'inflammation. La vision s'éteint, le plus souvent d'une manière définitive.

A l'ophthalmoscope, on constate que la papille est normale, mais anémiée et plus transparente, par la raison qu'elle ne reçoit plus de sang. Les artères qui en émergent sont réduites à une ténuité extrême et traversent l'écran rétinien sous la forme de petits fils blancs.

État mental et troubles psychiques. — Le docteur d'Astros a écrit sur ce sujet une remarquable thèse (Paris, 1881), dont les conclusions sont peut-être empreintes d'exagération, mais qui n'en constitue pas moins un travail original et intéressant.

Les maladies du cœur sont fréquentes chez les aliénés. Cette coïncidence, signalée d'abord par Nasse, a été constatée après lui par Esquirol, Bayle, Calmeil, Dufour et surtout Burman qui a étudié la question, en Angleterre, sur une vaste échelle. Des recherches récentes, faites dans les services de Dagonet et de Ball, à l'asile Sainte-Anne, ont donné, sur un total de 145 malades, 17 affections mitrales et 5 aortiques. Mais la constatation de toutes les lésions du cœur, à quelque degré qu'elles existent, est un mauvais procédé d'étude. Il y aurait lieu de distinguer les lésions faibles des lésions fortes. Les lésions faibles seraient assez fréquentes chez les aliénés, s'il faut en croire les recherches faites par le docteur d'Astros, à l'asile Saint-Pierre, à Marseille.

Je serais tenté de croire, comme le pensent Dufour et Burman, qu'il s'agit surtout chez les aliénés d'hypertrophies cardiaques sans lésions, dont le mécanisme est le même que celui que j'ai étudié récemment (*Hypertrophie du cœur*, bibliothèque Charcot-Debove).

Mais ce que je tiens à élucider surtout, c'est l'influence de l'insuffisance mitrale sur la folie, ou plutôt sur les troubles psychiques qui constituent les frontières de la folie.

Au premier degré de « l'anévrisme du cœur », dit Corvisart, « le cardiaque est triste, impatient, irascible; au second degré, grondeur, toujours mécontent, versatile dans ses volontés; il s'irrite violemment contre le plus léger obstacle, contre la moindre contrariété ». Corvisart a signalé aussi la tendance au suicide de ses malades.

La folie d'origine cardiaque a été étudiée, en Allemagne, par Nasse (1848). Burman est l'aliéniste qui, jusqu'à présent, a le mieux élucidé cette question.

D'après cet auteur, l'hypertrophie avec souffle est plus commune dans la mélancolie, le souffle étant généralement à la pointe et systolique.

Dans son remarquable ouvrage sur les *Relations pathogéniques des troubles nerveux*, le professeur Fabre, de Marseille, déclare que, chez les cardiaques, l'intelligence est peu atteinte; mais les troubles se concentrent surtout sur la sensibilité morale et sur la volonté. Caractères rarement épanouis et ambitieux, le plus souvent tristes, mélancoliques et concentrés, toujours violents, ou bien mélancoliques à la fois et violents, les malheureux cardiaques sont très enclins à frapper les autres ou à se tuer eux-mêmes.

La disposition à la lypémanie est fréquente chez les mitraux. S'isolant dans une atmosphère de mélancolie, ces malades, mornes, taciturnes, se rapprochent peu, à l'hôpital, de leurs compagnons de salle; quelquefois pensifs, ordinairement silencieux, ils fuient la société.

Dans la plupart des faits, il s'agit de lypémanie simple, sans délire, ou du moins sans délire apparent. Il s'agit, en somme, de cette forme dépressive par excellence de mélancolie que l'on a décrite sous le nom de mélancolie stupide, où la tristesse profonde des sujets d'abord, leur abattement physique et moral poussé à l'extrême, l'hébétude enfin et le mutisme plus ou moins absolu forment un ensemble symptomatique auquel répond une catégorie de cas assez homogène. A côté de ces faits, il en est d'autres où la lypémanie s'accompagne de délire intellectuel bien évident. Nasse rapporte l'observation suivante : « Un jeune homme présente depuis six ans les signes les plus évidents d'une maladie du cœur; une mélancolie se déclare; le malade est d'une inquiétude extrême, se croit empoisonné, et reste dans cet état plus de trois ans. »

Un caractère important à mettre en relief, c'est que ces troubles psychiques présentent assez souvent une tendance à s'accroître parallèlement aux exacerbations cardiaques.

En somme, les maladies du cœur sont plus fréquentes dans les folies lypémaniaques que dans les autres formes d'aliénation mentale. Elles paraissent jouer vis-à-vis des premières une influence étiologique. Dans quelques cas, les affections mitrales peuvent créer de toute pièce une espèce d'aliénation mentale à forme lypémaniaque et à marche assez caractéristique pour mériter le nom de *folie cardiaque*.

Isolément ou concurremment, avec ces troubles intellectuels à tendance lypémaniaque, on observe chez les cardiaques des modifications dans l'état de leurs facultés morales.

L'irritabilité du caractère est la règle chez les mitraux.

D'après Nasse, le désir de la vengeance, la propension au crime, au suicide, à verser le sang et les violentes passions sont particulièrement propres aux maladies du cœur.

Une irascibilité plus ou moins prononcée, une tendance extrême à la colère, l'emportement, la recherche des disputes, la propension à frapper, voilà ce qui se retrouve dans plusieurs des observations du docteur d'Astros. Une jeune fille, dont la lésion mitrale est décelée par un souffle rude au premier temps, atteinte de folie chronique avec prédominance du délire religieux, est signalée comme dangereuse par suite de son penchant irrésistible à la violence. Certains cardiaques deviennent des incendiaires.

Chez les aliénés cardiaques, les recrudescences de la maladie du cœur produisent des recrudescences parallèles dans les manifestations délirantes. Les hallucinations apparaissent bien rarement, dans le cours des maladies du cœur, tant qu'existe la compensation. Au contraire, durant les périodes asystoliques, elles sont relativement fréquentes. Ces hallucinations, surtout nocturnes, ont quelquefois un caractère terrifiant, mais assez rarement. Dans une observation de M. d'Astros, un malade voit défiler devant lui les habitants des nombreux pays étrangers qu'il a parcourus; ces hommes lui apparaissaient d'une stature gigantesque. Puis ces fantômes faisaient place à une myriade de petits papillons blancs qui voltigeaient autour de lui et étaient remplacés par une fourmillière de vers. Il est inutile de multiplier ces exemples. On peut constater, en outre, chez les asystoliques, du délire à forme mélancolique, du délire systématisé à forme de manie, un délire à forme de démence et enfin un délire ultime précédant de quelques heures le coma mortel.

La pathogénie de ces troubles moraux et intellectuels dans les affections mitrales réside probablement dans la congestion veineuse de l'encéphale, très prononcée dans cet organe, à cause de la disposition anatomique des vaisseaux sanguins. Mais les altérations qualitatives du liquide sanguin, comme l'a démontré le professeur Peter, constituent peut-être un facteur plus important encore, par suite de l'accumulation de l'acide carbonique et des produits de désassimilation; on comprend ainsi comment une simple lésion des valvules du cœur peut entraîner une cachexie générale de l'organisme par l'intermédiaire des altérations profondes du liquide nourricier.

Le docteur A. Huc, dans une thèse récente (Paris, 1891), a étudié les maladies du cœur dans leurs rapports avec les névroses. Beaucoup de ses observations concernent des insuffisances mitrales. J'ai déjà parlé du livre de M. A. Fabre, de Marseille. Leurs conclusions n'ont rien de bien net. C'est par l'intermédiaire du nerf vague que beaucoup de cardiopathies donnent lieu à des troubles nerveux. Beaucoup de cas d'épilepsie cardiaque ne sont que des cas de pseudo-épilepsie ou des épilepsies vraies influencées par la lésion cardiaque. De même il y a des neurasthénies d'origine cardiaque. Chez les mitraux, la congestion du cerveau amène des modifications fonctionnelles et trophiques de la cellule nerveuse de l'encéphale. Et c'est ainsi que la cardiopathie devient une cause seulement occasionnelle des manifestations névrosiques.

M. G. Lemoine a publié, en 1887, dans la *Revue de médecine*, une remarquable observation d'épilepsie cardiaque. Il s'agissait d'un rhumatisant atteint d'insuffisance avec rétrécissement de l'orifice mitral et chez qui une première attaque d'épilepsie se produisit à l'âge de trente-deux ans, bien après l'éclosion de la maladie valvulaire. Grâce à la digitale et à la caféine, une grande amélioration se produisit, alors que le bromure avait échoué. Fait à noter, le vertige épileptique était amené par le décubitus dorsal.

Dans une autre observation citée par M. Huc, il s'agit d'un enfant atteint d'insuffisance et de rétrécissement de l'orifice mitral, chez qui des crises fréquentes d'épilepsie existaient depuis l'âge de treize ans. Elles disparurent totalement par l'emploi de la digitale.

L'association de l'hystérie et d'une cardiopathie

peut donner lieu à un pronostic grave, erroné. Chez un malade du docteur Huchard (rétrécissement mitral), il existait un œdème bleu dû à l'hystérie et non à la cardiopathie.

Influence sur la menstruation, la ménopause, la grossesse. — Pendant la période de compensation, alors que le muscle cardiaque et les vaisseaux, peu altérés encore, luttent avec avantage contre les obstacles créés par la maladie, il peut déjà se produire des troubles dans les organes de la génération.

Le plus souvent les règles ont des retours périodiques plus rapprochés, l'abondance des règles est extrême, mais il y a rarement des hémorrhagies dans leur intervalle (voir la thèse de Wallon : *Influence des lésions valvulaires du cœur sur la menstruation*, 1881). Cela continue jusqu'à la période de cachexie ; alors le contraire se produit et l'aménorrhée survient. Cette action sur la circulation utérine est défavorable à la conception, parce qu'elle entraîne des ménorrhagies, qui ne sont souvent que des fausses couches dans des grossesses commençantes.

Cette tendance à la ménorrhagie s'accuse encore par la persistance des règles pendant la grossesse. M. Duroziez (*Archives de tocologie*, 1875) l'a signalée plusieurs fois, et il a même insisté sur ce fait que la persistance des règles pendant la grossesse doit engager le médecin à faire l'examen du cœur, et peut ainsi lui révéler une affection du cœur latente et méconnue jusque-là.

La stérilité se montre dans un certain nombre de

cas. Les fausses couches sont fréquentes ; souvent le fœtus naît à sept mois et demi ; souvent aussi l'enfant meurt en naissant ou dans les premiers jours. Cette succession d'avortements et d'accouchements prématurés chez des femmes atteintes d'insuffisance mitrale a été relevée par Porak, Duroziez et Budin (*Progrès médical*, 1875). Les cas de mort *pour la mère* sont beaucoup moins fréquents qu'on serait tenté de le croire. Tantôt les femmes meurent avant d'avoir été délivrées, tantôt immédiatement après l'accouchement. Mais, en général, l'accouchement chez une femme atteinte d'une lésion mitrale, est loin d'être toujours immédiatement funeste. Ce serait une grande erreur que de croire que toute femme atteinte de maladie du cœur, devenant enceinte, soit menacée de mort prochaine. L'accouchée est exposée, comme toute autre non cardiaque, aux lésions de l'état puerpéral ; mais ce qui surprend, c'est que des œdèmes, des épanchements qui n'existaient pas pendant la grossesse, surviennent lorsque la circulation paraît devoir être plus facile.

La *ménopause* amène, par la pléthore abdominale et par la pléthore générale, un état de tension habituelle qui donne au cœur un surcroît de travail qui ne peut qu'aggraver une cardiopathie déjà existante. Je ne veux pas parler de l'hypertrophie créée par la ménopause elle-même (Clément, *Cardiopathie de la ménopause*, 1884), mais ce que je veux faire ressortir, c'est que la ménopause fait cesser la période de tolérance pour des lésions du cœur anciennes et révèle des maladies anciennes, méconnues. Cette aggravation momentanée des

affections organiques du cœur n'est pas toujours
aussi fâcheuse pour le pronostic qu'on pourrait le
croire tout d'abord, et l'on voit bien souvent la tolérance se rétablir pour un certain temps, après la
disparition des symptômes de la période de la ménopause. Stokes a vu la même chose se produire
chez des femmes dont la ménopause anticipée
s'était faite brusquement et pour ainsi dire tout à
coup avant l'âge habituel.

Les accidents gravido-cardiaques ont été étudiés
par Peter et Duroziez. J'en ai dit quelques mots
dans un précédent ouvrage (*Hypertrophie du cœur*).

Les accidents pulmonaires, comme nous le savons déjà, surgissent fatalement à une certaine période des affections cardiaques : que la grossesse
rende ces accidents plus brusques et plus redoutables par cette brusquerie même, voilà qui se
comprend, pour peu qu'on réfléchisse aux conditions nouvelles de la circulation dans cet état physiologique transitoire. On sait en effet que la masse
totale du sang de la femme enceinte augmente et
que son ventricule gauche s'hypertrophie. Soit
alors une insuffisance mitrale préexistante ; à la
pléthore pulmonaire physiologique de la grossesse
s'ajoute alors la pléthore pulmonaire morbide
récurrente de l'affection valvulaire ; d'où il suit
que les accidents pulmonaires, qui chez la femme
grosse dont le cœur est sain ne dépassent jamais
certaines limites, peuvent prendre et prennent de
graves proportions chez celles dont le cœur est
malade. Ainsi, l'hémorrhagie bronchique, possible
par le seul fait de la grossesse, est-elle encore plus
facilement réalisée dans le cas où une femme

atteinte d'affection cardiaque devient grosse; il s'agit alors d'un raptus congestif. Mais cette bronchite congestive prend souvent les allures d'une bronchite capillaire, et c'est là le péril imminent pour la femme grosse atteinte d'affection du cœur.

C'est au cinquième mois que se produisent ces accidents pulmonaires redoutables par leur rapide généralisation; au cinquième mois, parce que, à cette époque de la grossesse, le volume du fœtus est devenu assez considérable et ses besoins assez pressants pour peu que la masse du sang qui lui est nécessaire soit notablement augmentée et accroisse d'autant celle qui, dans les sinus utérins, s'en vient lui apporter les éléments de la nutrition. D'où il suit que le travail du cœur de la mère commence vers le cinquième mois à être plus actif (Peter).

Quelle est la prophylaxie en pareille circonstance? On peut chez une cardiopathe enceinte prévoir et prédire des accidents pulmonaires. Il y a alors des précautions à recommander; il faut une intervention active au cas d'accidents.

M. Peter se montre très exigeant : il ne faut plus de maternité pour une femme ainsi atteinte; si l'accouchement s'est heureusement terminé, pas d'allaitement. Quant au mariage pour une jeune fille atteinte d'affection valvulaire, la logique indique qu'il faut l'interdire formellement; mais dans la pratique, il n'est guère possible au médecin d'espérer que ses conseils seront suivis. Il pourra peut-être se départir de sa rigueur, suivant le degré de la lésion, suivant la certitude plus ou moins prononcée d'une lésion mitrale. Mais comment faire comprendre à une jeune fille, à moins de cruauté, que sa maladie du cœur peut s'aggraver fortement par le mariage ?

Le docteur Courréjol (*Accidents gravido-cardiaques et leurs indications obstétricales*, thèse de Paris, 1881), a très bien étudié tous les accidents maternels et fœtaux qui peuvent surgir en pareille circonstance. Il insiste sur la brusquerie, la soudaineté et la gravité des troubles pulmonaires au cinquième mois de la grossesse. Il signale surtout les poussées récentes d'endocardite qui peuvent se greffer sur la lésion ancienne, provoquer des embolies et des morts rapides. L'hémiplégie puerpérale due à ce mécanisme surviendrait un peu plus souvent pendant les couches que pendant la grossesse elle-même.

Dans sa thèse d'agrégation de 1880, M. Porak résume les principaux traits de la marche des accidents gravido-cardiaques de la manière suivante :

Sur 90 observations : état stationnaire, 21 fois.
— aggravation pendant la grossesse, 65 fois.
— aggravation momentanément, 4 fois.
— aggravation d'une façon persistante, 59 fois.
— le travail a aggravé les troubles, 12 fois.
— amélioration pendant les couches, 27 fois.
— amélioration lente, 9 fois.
— mort survenue avant l'accouchement, 6 fois.
— mort survenue pendant l'accouchement, 2 fois.
— mort survenue pendant les couches, 25 fois.

Quant aux indications du traitement obstétrical : accouchement prématuré artificiel, avortement provoqué, opération césarienne, elles dépendent évidemment de la situation plus ou moins grave de la malade, et l'accoucheur, aidé des conseils du médecin ordinaire, doit s'inspirer des circonstances.

Tuberculose et lésions du cœur (voir la thèse du docteur Caënens, *Coïncidence de la tuberculose pulmonaire et des lésions du cœur; antagonisme*, Lyon, 1892). — Il est à peu près avéré que les lésions mitrales avec hypertrophie gênent considérablement l'essor d'une tuberculose pulmonaire. D'après M. Peter, les sommets du poumon sont envahis de préférence par le bacille, parce qu'ils fonctionnent moins. M. Peter invoque la disposition anatomique de la cage thoracique à ce niveau, et la faible perméabilité à l'air des lobes supérieurs. Les données de l'embryologie sont en désaccord avec ces vues de l'esprit. Ensuite, si le sommet est peu actif, pourquoi est-il le siège presque constant de l'emphysème ?

Rokitansky et Pidoux admettent un antagonisme absolu entre la phthisie pulmonaire et les affections du cœur gauche.

Mais il faut se mettre en garde contre les erreurs de diagnostic dont le cœur est souvent l'objet ; les souffles extra-cardiaques, comme nous le verrons plus tard, imitent dans certains cas, avec une précision remarquable, les souffles mitraux organiques. De même le poumon, comme l'a prouvé M. R. Tripier (*Lyon médical*, 1889), dans le cas d'affection cardiaque bien caractérisée, est susceptible de présenter des symptômes morbides qui laissent croire à une tuberculose; les râles de congestion ou d'œdème pouvant se concentrer et se localiser de manière à éveiller l'idée de lésions de ramollissement.

Il est nécessaire, avant tout, de savoir quelle est la première maladie en date, chose assez souvent difficile, car, en clinique, ce n'est pas toujours la maladie ayant provoqué les premiers accidents sérieux, qui est la plus ancienne.

En cas d'association d'une cardiopathie et d'une tuberculose pulmonaire, on peut remarquer : ou bien une tendance progressive — c'est l'ulcération pour la tuberculose, c'est l'hypertrophie cardiaque avec stases viscérales pour la lésion cardiaque; ou bien une tendance à l'état stationnaire ou à la voie de régression — c'est, du côté du cœur, la lésion valvulaire sans réaction hypertrophique ni troubles circulatoires, et, du côté du poumon, c'est la forme crétacée du tubercule. En comparant les caractères réciproques de ces deux ordres de lésions, il s'affirme un sens inverse dans leur marche respective, accélération dans l'une, retard dans l'autre. C'est ce qui ressort de la riche collection de faits cliniques et anatomo-pathologiques du professeur E. Tripier.

Il est souvent fort difficile de déterminer l'ordre d'apparition des deux ordres de lésions. L'endocardite ancienne qu'on trouve chez les tuberculeux est souvent d'origine bacillaire et il se trouve que la tuberculose du poumon a provoqué dans le cœur une lésion qui lui fera plus tard échec. C'est l'opinion de M. Potain (*Gazette hebd. de méd. et de chir.*, 12 septembre 1891), qui donne ainsi raison aux idées de M. R. Tripier.

Il est raisonnable de penser que la phtisie, frappée dans sa puissance ulcérative, par l'établissement progressif de la maladie de cœur, ne saurait vivre avec elle; on doit admettre un antagonisme réel, né de la tendance inverse des lésions respectives des deux maladies, lorqu'elles sont simultanées. C'est vraiment un fait curieux que de voir deux maladies, dont l'origine est parfois la même, se disputer, pour ainsi dire, le champ morbide, et dont l'une semble étouffer l'autre.

Par quel mécanisme le tubercule s'organise-t-il en tissu de cicatrice? L'agent de cette évolution scléreuse est peut être l'hypertension artérielle qui empêche l'obstruction des vaisseaux de la granulation, mais qui surtout provoque la formation de vaisseaux nouveaux favorables à la guérison des tubercules. S'agit-il, comme le pense le professeur Lépine, de l'impossibilité pour le bacille tuberculeux de vivre dans un milieu saturé de sérosité, comme le sont des poumons œdémateux chez les cardiaques? On connaît, depuis les travaux du professeur Bouchard, les propriétés bactéricides du sérum sanguin. L'explication a son importance, mais le fait clinique paraît réel.

MARCHE — DURÉE — TERMINAISON

La période de compensation dans l'insuffisance mitrale est ordinairement courte. Sous l'influence des palpitations et des troubles circulatoires, la dilatation des cavités cardiaques s'effectue de bonne heure. Il est rare de voir cette maladie demeurer quelques mois sans entraîner aucun trouble fonctionnel. De bonne heure les malades se plaignent d'essoufflement, de dyspnée, de palpitations; le pouls est irrégulier, les battements du cœur plus ou moins tumultueux. Par suite du va-et-vient continuel de la colonne sanguine, oscillant sans cesse de l'oreillette au ventricule, le cœur semble vite épuiser ses forces; son énergie disparaît; le muscle cardiaque se fatigue sans presque fournir de travail utile.

Des troubles fonctionnels graves surgissent et progressent rapidement. C'est alors qu'on voit arriver l'œdème des membres inférieurs, la toux, la dyspepsie, l'expectoration sanglante, tous phénomènes déjà longuement décrits.

C'est l'asystolie qui vient couronner ce long martyre, avec son cortège de troubles viscéraux.

Chez l'enfant atteint d'insuffisance mitrale, la compensation est plus durable et plus efficace que chez l'adulte. Chez lui, la dyspnée et les palpitations ne se manifestent le plus souvent qu'à l'occasion des exercices violents, de la marche rapide, de l'ascension des escaliers. Les congestions chroniques du poumon ne se rencontrent presque pas ou, quand elles se manifestent, elles ne s'accompagnent pas, comme cela se voit assez souvent chez l'adulte, de phénomènes d'hémoptysie ou d'apoplexie pulmonaire. En résumé, l'enfant ne paraît pas souffrir de sa maladie; ses jeux ne sont pas entravés, il conserve sa gaîté et son entrain. Cette

évolution est due, d'une part, à la façon parfaite
dont le myocarde remplit les fonctions de compensateur, et l'intégrité du système vasculaire; de
plus, à l'état stationnaire des lésions valvulaires
qui restent immobiles, si rien ne vient les réveiller.
Chez l'adulte, au contraire, la lésion établie a des
tendances rapides à l'aggravation.

Bien mieux, la guérison d'une affection mitrale
avérée chez un enfant n'est pas chose impossible;
j'en ai cité un cas (André, *Étude sur l'ascite*, Masson,
1884). Peter en rapporte un remarquable exemple.
Dans ce dernier cas, l'insuffisance valvulaire per-
sista pendant un temps assez long pour être
constatée d'abord par M. Blache, puis par M. Roger,
plus tard encore par Trousseau. Pourtant le
souffle disparut et la guérison devint définitive.

Les symptômes de l'enraiement circulatoire chez
l'adulte peuvent se manifester tout d'abord à la
périphérie, aux malléoles, ou au contraire se montrer en premier lieu aux poumons. (Van Heuverswyn, *Rôle comparatif du cœur gauche et du cœur droit
dans l'asystolie*, thèse de Paris 1889). Dans l'asystolie du ventricule gauche, le malade sera couché
tranquillement dans son lit ou assis dans un fauteuil, sans malaise au repos, mais inquiété seulement par l'œdème de ses extrémités inférieures,
sans qu'il existe nécessairement des manifestations
pulmonaires. La stase pulmonaire est peu accusée,
alors que l'œdème est considérable. Cela indique
que le ventricule droit fonctionne à peu près normalement, tandis que le ventricule gauche faillit à
sa tâche. Le malade n'a pas de cyanose; le foie
n'est pas douloureux et il n'y pas d'ascite.

Quand, au contraire, l'asystolie commence par le ventricule droit, le malade est dyspnéique, même quand il ne fait aucun mouvement ; l'anxiété respiratoire est le symptôme dominant. Il se tient toujours les épaules et la tête hautes, assis dans un fauteuil ou appuyé sur un renfort d'oreillers.

On entend dans toute la poitrine des râles muqueux et sibilants ; aux bases prédominent des râles crépitants ou sous-crépitants.

Les jugulaires sont turgescentes, variqueuses, quelquefois animées de battements ; les muqueuses (lèvres, langue, gencives, conjonctives), sont bleuâtres, violacées, quelquefois noirâtres. Les joues, le lobule du nez sont marqués de veinosités ; l'œil est brillant, injecté, saillant.

L'œdème n'apparaît en général qu'au moment des grandes crises respiratoires. Il indique que le ventricule gauche subit le contre-coup d'une rupture d'équilibre qui se fait dans le torrent circulatoire. Le foie est douloureux ; les fonctions cérébrales sont troublées et l'on observera de la céphalée, du délire, des hallucinations, des idées de suicide.

Enfin, le cœur épuisé, dégénéré, n'arrive plus à surmonter les barrages accumulés au niveau des vaisseaux. Ses derniers efforts demeurent impuissants ; il est vaincu dans la lutte. Le malade entre alors dans la phase d'asystolie.

Voici le sombre tableau que Maurice Raynaud a tracé de cette période : « La face bouffie, l'œil brillant, les narines largement dilatées, la poitrine haletante, le malheureux patient est en permanence dans l'état anxieux d'un homme qui vient d'accomplir une course forcée. Les lèvres, les joues sont livides; son pouls est imperceptible; les veines du cou sont turgescentes et animées d'une ondulation perpétuelle. Tout son corps est tuméfié par l'anasarque. Le tronc soutenu par un entassement d'oreillers, il passe les jours et les nuits les jambes pendantes hors du lit. Accablé par le besoin de sommeil, il cherche à goûter inutilement un instant de repos : à peine a-t-il fermé les yeux que sa tête retombe lourdement sur sa poitrine, et qu'il se réveille en proie à de nouvelles tortures. C'est qu'en effet la fonction respiratoire est gravement compromise; pour faire pénétrer dans les poumons la quantité d'air dont il a besoin, le jeu naturel des muscles intercostaux ne lui suffit plus; il est obligé de faire un appel continuel aux puissances respiratoires supplémentaires. Or, les muscles qui président à la dilatation du thorax dans les grandes inspirations, sont placés sous la dépendance de la volonté et ne fonctionnent que dans l'état de veille. De là cette cruelle alternative : ou se laisser gagner par l'asphyxie : ou se passer absolument de sommeil » (*Dictionn. méd. et chir. prat.*, art. Cœur).

Il y a peu à ajouter à cette description de la cachexie cardiaque et de la dyspnée qui l'accompagne. Le cœur, dont les cavités sont dilatées, n'a plus que des contractions trémulantes, avortées (*flutterings*, battements en ailes d'oiseau, de Stokes); les poumons, presque imperméables à l'air, sont remplis de râles bullaires, traduisant l'hyperémie passive généralisée; la suffocation est poussée à ses dernières limites.

L'asystolie peut débuter par le foie, surtout chez les alcooliques. Le malade fait alors, suivant l'expression de M. Hanot, « son asystolie dans le foie ». Elle s'annonce dans ces cas par des troubles hépatiques, des douleurs à l'hypochondre droit, du subictère, de l'ascite, etc.

L'asystolie peut encore débuter par le rein; il y aura alors une diminution des urines et de légers troubles urinaires, de l'albuminurie. Enfin elle peut débuter par le cerveau.

Dans ces cas, dès que les contractions du cœur sont insuffisantes, et que la circulation cérébrale n'est pas suffisamment assurée, on observe des phénomènes cérébraux : troubles de la vue, de l'ouïe, vertiges, éblouissements, délire, hallucinations, etc.

La marche de l'asystolie est paroxystique. Elle survient par accès, généralement de plus en plus graves. Elle peut se terminer brusquement par une syncope; quelquefois par *cachexie cardiaque*. Cet état particulier, décrit pour la première fois par Andral, et pendant lequel les individus qui en sont atteints sont en asystolie chronique, si l'on peut s'exprimer ainsi, se termine rapidement par le marasme et la mort. Dyspnée, suffusions séreuses multiples, albuminurie abondante, aspect cachectique, tel en est le tableau abrégé. Je parlerai plus tard de la cachexie cardiaque chez les artério-scléreux.

La mort succède ordinairement à une longue agonie et résulte surtout de l'asphyxie pulmonaire. Plus rarement elle est le fait d'un accès de suffocation rapide qui survient brusquement, accompagné de cyanose et d'un état d'angoisse inexprimable. Ce mode de terminaison se rencontre chez des cardiaques atteints depuis longtemps d'œdème pulmonaire et chez lesquels l'asystolie a favorisé la coagulation du sang dans les cavités cardiaques. Il est permis de supposer que c'est la présence de caillots venant à un moment donné obstruer les gros vaisseaux, ou gêner le jeu des valvules du cœur, qui donne lieu à ces accidents formidables ; c'est qu'alors le muscle cardiaque est profondément altéré dans sa structure.

L'insuffisance mitrale se termine quelquefois par la mort subite, mais beaucoup plus rarement que dans l'insuffisance aortique.

La durée de la maladie est quelquefois très longue. Il n'est pas de praticien qui n'ait constaté des souffles râpeux d'insuffisance mitrale chez des individus ayant eu une attaque de rhumatisme articulaire, quinze ou vingt ans auparavant.

FORMES CLINIQUES DE L'INSUFFISANCE MITRALE

Insuffisance relative ou fonctionnelle (voir Const. Paul, *loc. cit.*). — Dans l'hypertrophie du cœur sans lésions valvulaires, on entend quelquefois un bruit de souffle ; ce souffle est doux, systolique ; il est produit par la dilatation des cavités et l'induration des parois. Quand cette insuffisance se produit, il est impossible, à l'autopsie, de rapprocher les colonnes charnues de premier ordre qui, par leur accolement, ferment les valves mitrales ; si les trois piliers principaux du ventricule gauche ne peuvent pas se rapprocher dans la systole, il en résulte un état béant du canal mitral et, par suite, une insuffisance par dilatation de ses valvules.

Or, comme le tissu musculaire ne passe pas d'un moment à l'autre du rapprochement physiologique à l'écart pathologique, il en résulte que, lorsque cette lésion se produit, le bruit de souffle systolique de l'insuffisance se montre surtout quand le cœur est fatigué et ne se produit pas quand le cœur est reposé. Ce bruit de souffle spécial, produit par l'insuffisance par dilatation des cavités sera d'abord un bruit intermittent, pendant quelque temps, avant de devenir continu, tandis que l'insuffisance produite par l'endocardite scléreuse donne, à un moment donné, un bruit de souffle constant qui ne disparaît plus. Or, ce caractère d'intermittence particulier, joint à un volume exagéré du cœur, permettra de faire le diagnostic. M. Const. Paul cite, à ce point de vue, deux remarquables observations avec autopsie. Dans l'une d'elles, les parois du ventricule gauche étaient très épaissies; elles donnaient, au milieu, 55 millimètres, au lieu de 15.

La cavité du ventricule était très agrandie. La valvule mitrale était saine, mais les piliers ne pouvaient se rapprocher complètement; ils laissaient entre eux un espace de 10 millimètres; il y avait donc insuffisance par dilatation. C'est surtout dans la sclérose du cœur avec dégénérescence graisseuse du tissu musculaire que ces sortes d'insuffisances se rencontrent.

M. Fabre, de Marseille (*Archives gén. de méd.*, novembre 1877) a nettement indiqué que, dans l'insuffisance mitrale absolue, le bruit est constant et se montre, au contraire, d'une façon irrégulière,

dans l'insuffisance relative. M. Fabre y ajoute encore ce signe : lorsque le pouls est ample et régulier, l'insuffisance est relative. Mais où on ne peut
suivre M. Fabre, c'est dans l'extension qu'il donne
à l'insuffisance fonctionnelle de la valvule mitrale
qu'il croit trouver dans l'hystérie, la fièvre typhoïde,
la chlorose, l'ictère, etc. Il s'agit sans doute de
souffles extra-cardiaques.

M. Duroziez pense, lui aussi, que l'hystérie et la
chlorose peuvent simuler l'insuffisance mitrale.
D'après lui, à l'audition d'un souffle à la pointe, il
ne faut accepter une lésion organique qu'avec dé-
sespoir, et toujours plaider, avec passion même, la
cause de la chlorose ou de l'hystérie. S'agit-il de
simples spasmes ou d'une lésion de nutrition véritable? S'il est vrai, ajoute-t-il, que l'hystérie pro-
duise des atrophies des os et des tendons, il est
possible que le cœur soit atteint aussi. On ne peut
accepter qu'avec réserve l'opinion de ce distingué
clinicien.

En résumé, lorsque chez un malade atteint d'une
grosse hypertrophie du cœur, on trouve un bruit
de souffle à la pointe, systolique et doux, quand ce
bruit est intermittent et qu'il ne s'accompagne pas
du pouls misérable et petit de la mitrale, on peut
diagnostiquer, avec assez d'assurance, qu'il y a
insuffisance mitrale par dilatation (C. Paul).

Au début de l'artério-sclérose, dans la période
d'hypertension artérielle, il peut survenir, selon
M. Huchard, une cardiectasie avec perte d'élasticité du myocarde et une insuffisance mitrale fonctionnelle se traduisant par l'existence à la pointe
d'un souffle bref, très rapide, localisé et ayant peu

de tendance à se propager vers l'aisselle ou dans
la région dorsale, à timbre parfois intense, au
point de prendre le caractère d'un bruit serratique,
c'est, d'après lui, une erreur de croire que la
moindre intensité du souffle peut servir d'élément
de diagnostic en faveur de l'insuffisance fonctionnelle, et il arrive souvent de constater, dans les
insuffisances organiques, des souffles beaucoup
moins intenses. Cette insuffisance fonctionnelle est
le plus souvent temporaire, mais parfois elle persiste indéfiniment, dans certains cas de néphrite
interstitielle, par exemple.

M. Gangolphe (*Du souffle mitral dans l'ictère*,
thèse de Paris, 1875) a annoncé qu'on rencontrait
fréquemment dans l'*ictère* un bruit de souffle mitral et qu'il fallait en chercher la cause dans une
insuffisance passagère, produite par un état d'ato-
nie du myocarde, provenant du contact des acides
biliaires. M. Augustin Fabre (*Fragments de clinique médicale*, 1881) a observé aussi ce souffle systolique de la pointe dans l'ictère. Il a trouvé, en
outre, que le deuxième bruit du cœur est plus écla-
tant et s'entend sur une plus grande étendue de la
région précordiale.

C'est à M. le professeur Potain (Congrès de l'Association française, 1878) que revient l'honneur
d'avoir posé nettement le problème des cardiopathies secondaires d'origine hépatique.

Il a, lui aussi, constaté, de temps en temps, un
bruit de souffle dans l'ictère ; mais ce bruit avait
son maximum au bord droit du sternum ; c'était un
bruit tricuspidien, accompagné de pulsations hépatiques et de battement des jugulaires.

J'ai déjà insisté longuement sur la dilatation du cœur droit dans les affections hépatiques (*Hypertrophie du cœur*, bibliothèque Charcot-Debove).

Insuffisance mitrale d'origine artérielle. — Chez les artério-scléreux, d'après M. Huchard, les altérations scléro-athéromateuses de la valvule mitrale peuvent créer un souffle organique, toujours permanent; il s'agit alors d'une insuffisance mitrale d'origine endartérique. Ici, nous ne trouvons pas, comme dans l'insuffisance d'origine endocardique, le rhumatisme articulaire comme générateur, mais bien la goutte, le diabète, le saturnisme, la syphilis, la sénilité, etc.

Il existe au début de l'hypertension artérielle et des troubles divers dus à l'incomplète irrigation des organes (méiopragies). Déjà à cette époque se manifeste de la dyspnée toxique, due à l'insuffisance rénale.

On constate un retentissement diastolique à droite du sternum, par suite de l'hypertension aortique, avec augmentation de la matité de l'aorte et élévation des sous-clavières. Dans l'insuffisance rhumatismale, ces derniers signes n'existent pas, et le retentissement diastolique se produit à gauche du sternum.

L'angine de poitrine est possible, par lésion concomitante de l'aorte et des artères coronaires.

Il existe des battements artériels du cou, et seulement des battements veineux à la dernière période (période mitro-artérielle de Huchard).

Le pouls est régulier ou irrégulier, mais fort,

serré, parfois vibrant. Les artères sont dures et athéromateuses.

L'arythmie cadencée ou non, les intermittences précèdent le souffle mitral, ce qui est le contraire pour la sclérose mitrale rhumatismale. Ce souffle existe d'abord sans retentissement sur les organes; pas de congestions passives comme dans l'insuffisance commune. Cette insuffisance, d'origine scléro-athéromateuse, est d'abord fonctionnelle, les cardiopathies artérielles étant en imminence continuelle de dilatation du cœur.

Le souffle organique de la pointe, au lieu d'être en jet de vapeur et de se propager dans l'aisselle et la région dorsale, est dur, serratique, se propage peu dans le dos, et possède parfois une intensité presque égale à la pointe et à la base (souffle *mi-tro-aortique* de Huchard). Il y a combinaison de souffle mitral et de rétrécissement sous-aortique.

Le bruit de galop est assez fréquent, pouvant apparaître au commencement de la maladie, par suite de la néphrite artérielle concomitante.

On observe fréquemment des hémorrhagies nasales, rétiniennes, cérébrales, etc. Les organes sont, dès le début, atteints de sclérose, et les poumons se congestionnent *activement*.

Les attaques d'asystolie sont *soudaines*, en rapport avec les accès de cardiectasie aiguë ou subaiguë. Au lieu du *facies propria* de Corvisart, c'est-à-dire cyanosé, il existe de la pâleur de la face.

La mort a lieu quelquefois par asystolie, d'autres fois subitement par angine de poitrine, ou rapidement par accidents urémiques, par hémorrhagie cérébrale.

C'est surtout la toxinhémie et l'urémie qu'il faut redouter et traiter.

On voit par là qu'entre l'insuffisance mitrale rhumatismale et celle qui est le produit de l'athérome, les différences, au point de vue clinique, sont très accentuées et méritaient d'être relevées. Les considérations qui précèdent sont extraites presque textuellement d'un tableau où M. Huchard établit le diagnostic différentiel des deux variétés d'insuffisance mitrale.

Il existe, à mon avis, un intérêt clinique de premier ordre, à bien distinguer l'insuffisance mitrale d'origine artérielle de l'insuffisance rhumatismale.

Le traitement diffère dans les deux cas; le pronostic diffère aussi sensiblement. La réalité de l'artério-sclérose de la valvule mitrale est indiscutable, et j'ai vu dans ma pratique particulière des exemples frappants de cette affection. Étant donné un souffle mitral de la pointe, à timbre plus ou moins râpeux, le praticien a donc le devoir de s'enquérir soigneusement des causes qui l'ont amenée et des troubles qui l'ont précédé.

Si, comme le fait remarquer M. Faure-Miller, dans son excellente thèse, à deux malades souffrant d'une dyspnée intense et porteurs d'un souffle systolique semblable, on prescrit le traitement ordinaire de l'insuffisance mitrale, c'est-à-dire la digitale, le résultat thérapeutique peut être bien différent. Si l'un d'eux est un artério-scléreux, sa dyspnée restera toujours aussi intense et son état ne s'améliorera en aucune façon. Si l'autre est un ancien rhumatisant, la diurèse se relèvera et l'arythmie cessera comme par enchantement.

Chez le premier, il faudra rechercher avec soin les symptômes extra-cardiaques que nous connaissons déjà, à savoir les symptômes de l'*hypertension artérielle*, les symptômes *méiopragiques* et les symptômes *toxiques* qui sont les stigmates de l'artério-sclérose. On trouvera, dans la thèse déjà citée et surtout dans l'ouvrage de M. Huchard, l'énumération de ces symptômes vraiment significatifs. Les troubles vasculaires consistent en syncopes locales des extrémités (doigt mort, eryesthésie); douleurs rhumathoïdes, crampes, etc.; état cérébral particulier (vertiges, somnolence, céphalée, troubles visuels, etc.).

L'état du pouls, comme le fait remarquer M. Faure-Miller est de la plus haute valeur, quand il s'agit de distinguer une cardiopathie valvulaire artérielle d'une cardiopathie rhumatismale. Dans cette dernière, ordinairement, le pouls est petit, inégal, irrégulier; au contraire, dans l'artério-sclérose, il est serré, dur et vibrant; le sphygmographe et le sphygmo-manomètre démontrent que l'hypertension vasculaire est très accusée.

Il faudra rechercher aussi le *retentissement diastolique de l'aorte*, retentissement en coup de marteau que M. Huchard a particulièrement étudié, ainsi que l'*élévation des artères sous-clavières* au-dessus des clavicules, signe qui a été décrit par Faure (*Archives de médecine*, 1874), et sur lequel insistent beaucoup MM. Potain et Huchard.

Les symptômes que M. Huchard a désignés sous le nom de méiopragiques (de μείον, moins, et πράττειν, fonctionner) sont dus à la mauvaise irrigation des organes, qu'il s'agisse d'ischémie cérébrale, médullaire avec claudication intermittente des extrémités, d'ischémie bulbaire avec attaques syncopales ou épileptiformes, soit de meiopragie cardiaque par sclérose coronarienne avec angine de poitrine.

Je ne reviendrai pas sur le mode de dyspnée propre aux artério-scléreux, point sur lequel j'ai insisté au début de la symptomatologie. Nous savons que, pour ce qui concerne la dyspnée toxique, les trois caractères principaux qui peuvent lui être assignés sont les suivants : elle est une dyspnée d'*effort*, elle est *paroxystique*, elle est douloureuse.

Parmi les symptômes cardiaques proprement dits des cardiopathies artérielles à type mitral, j'insisterai surtout sur les souffles organiques. Ces souffles, comme le fait remarquer, après M. Huchard, M. Faure-Miller dépendent soit de la lésion scléro-athéromateuse de la valvule elle-même, soit de la sclérose avec rétraction des piliers valvulaires sans altération des valvules. Le bruit morbide, systolique, en jet de vapeur, se propage jusqu'à l'orifice aortique, constituant ce que M. Huchard appelle un souffle *mitro-aortique*. La digitale le rend plus évident; mais cela arrive aussi souvent dans l'insuffisance rhumatismale.

Il existe aussi dans les cardio-scléroses portant sur les piliers, et lorsque ceux-ci se contractent mal, et qu'il existe une dilatation des orifices, des souffles fonctionnels qu'il faut bien distinguer des précédents. Ces souffles sont en général plus forts que les souffles organiques, se propagent peu vers la région dorsale et disparaissent après l'administration de la digitale.

Au point de vue de l'évolution, les cardio-sclé-roses sont marquées par des phénomènes brusques irréguliers, tels que : épistaxis répétées ; congestions pulmonaires brusques, mobiles, unilatérales ; des dilatations aiguës du cœur avec asystolie aiguë ; ou bien des œdèmes pulmonaires suraigus.

Il faut citer aussi les crises d'angine de poitrine, les ictus apoplectiformes coïncidant avec la brady-cardie, l'hémorrhagie cérébrale, la gangrène sèche par thrombose artérielle, l'embolie étant plutôt le propre des cardiopathies rhumatismales. Si les car-diopathes artériels ne sont pas emportés subite-ment ou rapidement, ils s'affaiblissent graduelle-ment et meurent dans cet état de cachexie parti-culière que M. Huchard appelle *cachexie artérielle*. Elle est caractérisée par un état dystrophique de tous les tissus ; il en résulte un amaigrissement général et une perte de poids considérable. Jus-qu'à la fin, les malades conservent une pâleur spé-ciale de la face.

Tout autre est, comme nous l'avons déjà vu, le tableau de la cachexie cardiaque chez les valvu-laires rhumatisants, si bien peints par Maurice Ray-naud.

FORMES FRUSTES

M. G. Sée a consacré un volume intéressant (*Diagnostic des maladies du cœur*, 1885) à ce qu'il appelle les formes *frustes, anomales* ou *latentes* des maladies du cœur.

Il s'agit, en somme, de certains modes d'évolution des affections valvulaires de nature à rendre le diagnostic hésitant pour quelque temps, mais non point, à mon avis, de formes comparables à certaines maladies frustes comme la scarlatine, par exemple, qui peuvent être absolument indéchiffrables au premier abord. Les formes auxquelles M. G. Sée donne le nom de frustes sont plutôt des cardiopathies où la prédominance et la continuité d'un symptôme peuvent donner momentanément le change ; mais aujourd'hui que l'auscultation du cœur est devenue banale en quelque sorte, il n'est guère possible de méconnaître longtemps une véritable cardiopathie.

A l'époque d'ailleurs où M. Germain Sée a écrit son livre intéressant, les scléroses cardiaques étudiées depuis par Juhel-Renoy, Landouzy, Huchard, surtout, Debove et Letulle, Nicolle, Odriozola, etc., étaient à peu près inconnues ; aujourd'hui la symptomatologie de ces myocardites chroniques est devenue plus facile et a dissipé le côté mystérieux de ce qu'on pouvait appeler, il y a quelques années encore, les formes larvées des affections du cœur.

Parmi ces formes, il y a lieu, je crois, d'admettre, au nom de la clinique, celle qu'on peut désigner sous le nom de *forme pulmonaire*.

Il peut arriver que, dans l'insuffisance mitrale, les troubles pulmonaires soient tellement prédominants, que le médecin ne voie que le catarrhe et les bronchites à répétition et ne traite que ces symptômes, quelquefois intempestivement, jusqu'au jour où, auscultant le cœur avec un peu d'attention, il découvre, à sa grande surprise, un souffle mitral de la pointe. S'agit-il, dans ce cas, d'une maladie du cœur primitive ou d'un catarrhe bronchique initial, compliqué ultérieurement par une hypertrophie avec dégénérescence consécutive du ventricule droit? La chose est difficile à apprécier au début, et cependant un pareil diagnostic est d'une grande importance, pour éviter, par exemple, un traitement thermal funeste. Ces exemples sont plus fréquents qu'on ne croit.

Lorsqu'on est en présence de lésions valvulaires sous souffle bien net, certains autres signes pourront quelquefois mettre sur la voie du diagnostic : les intermittences et les irrégularités du pouls, la dyspnée seront, en pareil cas, les meilleurs guides pour éviter toute erreur. La dyspnée de l'emphysémateux et du catarrheux diffèrent aussi, d'une manière essentielle de la dyspnée cardiaque. Celle-ci n'est nullement proportionnelle à la quantité de râles. Chez les cardiaques mitraux, on voit des dyspnées intenses, exacerbantes et quelquefois formidables, alors que l'auscultation ne laisse entendre que quelques râles sous-crépitants aux bases. Chez l'asthmatique, pendant ses attaques, on constate une absence complète de murmure vésiculaire.

La dyspnée des chloro-anémiques pourrait peut-être en imposer pour une cardiopathie : mais ces malades, dès le début, accusent une dyspnée caractérisée surtout par un besoin irrésistible d'air et souvent par une véritable oppression; celle-ci se manifeste parfois à l'occasion d'une émotion morale, d'une ascension d'escalier; mais il ne se manifeste jamais ni cyanose, ni turgescence du visage.

C'est l'insuffisance globulaire qui est la cause réelle de ces dyspnées.

Les accidents cardio-vasculaires de la chlorose peuvent parfois simuler à s'y méprendre une affection organique et, dans quelques circonstances, le traitement servira de pierre de touche; car le fer fait souvent disparaître les bruits de souffle les plus rudes, s'ils sont dus à la chlorose.

Forme hémoptoïque. — Trousseau a nettement établi la corrélation des hémoptysies et des affections cardiaques. M. Peter, faisant, lui aussi, ressortir cette connexité, cite deux exemples frappants. L'un deux est relatif à une dame qui, a quelques mois d'intervalle, se mit à cracher abondamment et durant plusieurs jours du sang rutilant et l'éminent professeur, cherchant des tubercules qu'il ne trouva pas, rencontra une insuffisance mitrale qu'il ne soupçonnait guère.

Pour plus ample informé, on peut consulter l'excellente thèse du Dr Vermullen qui a recueilli 11 cas d'hémoptysie cardiaque (*Les hémoptysies cardiaques*, thèse de Paris, 1875.)

Ces hémoptysies coïncident le plus souvent avec une insuffisance mitrale. Les conditions les plus puissantes et les plus ordinaires de leur production sont : une oblitération embolique des branches de l'artère pulmonaire, une congestion passive prolongée, une dégénérescence des parois vasculaires et quelquefois aussi un affaiblissement de l'impulsion cardiaque. La continuité serait, d'après Grisolle, un des traits distinctifs de ces hémoptysies. Tandis qu'une hémoptysie consécutive à une tuberculisation pulmonaire se distingue le plus

communément par ses intermittences, l'hémoptysie cardiaque serait remarquable, au contraire, par
sa continuité. Il faut noter, de plus, la consistance
souvent épaisse des crachats peu aérés, visqueux
et adhérents au vase.

Forme hydropique. — Un exemple tout récent
tiré de ma pratique particulière m'a démontré la
réalité de cette forme et la difficulté qui existe
pour la différencier d'une néphrite chronique. Il
s'agissait d'une demoiselle de quarante ans, que
je vis en consultation avec le Dr T..., et qui présentait de l'œdème des membres inférieurs avec albumine dans les urines, de la bronchite généralisée
avec dyspnée et impossibilité du décubitus dorsal.
L'auscultation du cœur révélait un rythme ressem-
blant singulièrement au rythme de galop, *sans
bruit de souffle apparent*. Sous l'influence d'un traitement approprié, tout rentra dans l'ordre, et alors
seulement on put percevoir un bruit de souffle
mitral qui existe encore, mais la compensation
s'est à peu près rétablie.

Certains cas de chlorose avec œdème des membres inférieurs et souffle à la base ou même à la
pointe ne pourraient pas en imposer longtemps
pour une insuffisance mitrale; M. G. Sée croit à la
possibilité d'une méprise.

Mais c'est surtout la maladie de Bright qui peut
donner lieu à la confusion. Les souffles valvulaires
diminuant ou même disparaissant chez un cardiaque à la période d'asystolie, on peut se demander,
pendant quelque temps si l'on a affaire à un cardiaque ou à un brightique. Pareille mésaventure

m'est arrivée, il y a quelques années, en compagnie des Drs Bonnemaison et Caubet : Il s'agissait d'un malade affligé d'une anasarque et chez qui l'auscultation cardiaque ne dénotait rien de précis. Il fallut plusieurs semaines pour nous convaincre qu'il s'agissait d'une insuffisance mitrale.

D'après M. G. Sée, il est une variété d'hydropisie qui peut constituer presque à elle seule, et quelquefois durant des années entières, l'unique symptôme d'une affection cardiaque, ne se révélant par aucun bruit de souffle ni par aucun autre signe physique. Le repos au lit, la nuit, suffit pour dissiper cet œdème dont il ne reste plus trace le lendemain matin. C'est dans ces cas qu'on peut se demander si on a affaire à une affection cardiaque fruste ou à une chlorose plus ou moins intense, ou bien encore à une néphrite sans albuminurie. Mais la marche de l'œdème dans la maladie de Bright est toute particulière ; parfois l'anasarque peut s'établir d'emblée ; mais, en général, l'hydropisie est limitée d'abord, puis se généralise progressivement. Dans ces cas, elle débute ordinairement par les paupières et par l'espace interpalpébral ; le gonflement de ces parties n'est quelquefois appréciable que le matin au réveil ; un dernier caractère de l'anasarque brightique est son extrême mobilité. Dans la cardiopathie, la quantité d'urine excrétée dans les vingt-quatre heures est moindre, et la quantité d'eau diminue en plus grande proportion que celle des parties solides ; en même temps la densité est augmentée. Lorsque le doute persiste, l'examen microscopique du dépôt urinaire peut donner des renseignements précieux.

Forme hépatique. — Chez certains cardiaques, les phénomènes hépatiques prennent tout de suite une importance majeure; dès les premiers temps de l'affection cardiaque, avant toute attaque d'asystolie, le foie devient et reste gros; il se produit de l'ascite, de l'ictère survient par accès; on observe, en un mot, du côté du foie, ce qui existe le plus habituellement du côté du poumon. Il est avéré que certains sujets y sont plus prédisposés que d'autres. Chez les alcooliques notamment, le foie se trouve dans un état de susceptibilité morbide qui aggrave les effets de la congestion passive du système veineux (G. Sée).

On peut admettre deux variétés de ces formes hépatiques; l'une, dans laquelle l'ascite constitue le phénomène dominant; l'autre qui se caractérise par de l'ictère et se termine habituellement par les symptômes de l'ictère grave.

Dans la forme ascitique, l'hydropisie abdominale se développe de bonne heure et cet épanchement est hors de proportion avec la légère infiltration des membres inférieurs. Une ponction devient nécessaire et l'on constate alors que le foie est hypertrophié et déborde les fausses côtes de deux ou trois travers de doigt. Le malade est momentanément soulagé, mais l'ascite ne tarde pas à se reproduire, s'accroît progressivement et de nouveau, au bout de trois, quatre mois, il faut recourir à la ponction. Cette fois, la percussion montre que le foie a diminué de volume, qu'il est plutôt au-dessous de la matité normale.

Dès lors, la maladie va se comporter comme une cirrhose atrophique vulgaire; l'épanchement ascitique se reforme rapidement et le malade finit par mourir dans le marasme, épuisé par les ponctions répétées.

On comprend aisément quel peut être l'embarras du médecin en présence de cas de ce genre. S'il n'a pas suivi la maladie dès le début, s'il n'a pu assister au développement progressif des phénomènes cardiaques et hépatiques, l'enchaînement des lésions pourra lui échapper.

Forme ictérique. — M. Talamon (*Foie cardiaque*, thèse, 1880) a publié 4 observations d'ictère grave dans le cours d'une attaque d'asystolie. Avec un ictère foncé, les malades prenaient l'aspect typhique; les lèvres et la langue se desséchaient, puis survenaient de la prostration et de l'adynamie; enfin apparaissaient le délire et le coma. Le foie, auparavant hypertrophié, se rétractait peu à peu comme dans l'atrophie jaune aiguë.

Le diagnostic de ces formes hépatiques, facile dans certains cas où les phénomènes s'enchaînent et se succèdent d'une manière régulière peut présenter dans d'autres de réelles difficultés, comme l'avait déjà signalé Skokes.

Formes cérébrales. — La céphalalgie peut se présenter comme un accident primordial et larvé. Fréquente dans les affections aortiques, elle peut exister aussi chez les mitraux et alors elle est obtuse, continue, gravative. Elle s'accompagne d'une propension au sommeil, et s'observe chez des individus dont les conjonctives et la face sont injectées. Ici évidemment, c'est la congestion veineuse de l'encéphale qui est en cause. J'ai déjà parlé de l'insomnie et du délire nocturne.

L'insomnie cardiaque reconnaît des causes multiples. A l'influence des troubles de vascularisation de l'encéphale viennent s'ajouter la gêne respiratoire, l'impossibilité où sont souvent les malades de se tenir dans la position horizontale, les douleurs et, en particulier, la céphalalgie. Si le sommeil survient, il est interrompu par des rêves pénibles, des cauchemars. Le délire peut apparaître : les malades parlent à haute voix, gesticulent et sont en proie à des hallucinations.

J'ai déjà parlé longuement de l'excitation maniaque pendant l'existence avérée d'une cardiopathie mitrale ; ici pas de difficulté, la relation de cause à effet étant évidente. Mais il n'en est pas toujours ainsi, et ces accidents peuvent se produire plusieurs années avant la mort, alors que rien n'attire l'attention sur une affection valvulaire. Il s'agit alors d'une espèce d'asystolie cérébrale due vraisemblablement à une congestion passive du cerveau, chez un individu prédisposé peut-être héréditairement ou par l'alcoolisme. On peut se demander même si l'administration trop longtemps continuée de la digitale ne peut pas entraîner ces manifestations. Nous savons déjà que la lypémanie et la tendance au suicide ne sont pas très rares chez les cardiaques.

Il est très remarquable qu'une des formes de ce qu'on appelle le rhumatisme cérébral consiste précisément dans une mélancolie taciturne, avec ou sans hallucinations, fort analogue à la manière d'être habituelle de la folie cardiaque. C'est ainsi

que, dans son cours ou dans son déclin, un rhuma-
matisme articulaire aigu, en général compliqué de
péricardite ou d'endocardite, se complique d'un
délire sombre, triste, souvent avec des hallucinations. Le malade est morose, taciturne, parfois
absolument muet, refusant de répondre, comme
absorbé dans son trouble mental. Cet état se prolonge plus ou moins, pendant des semaines, des
mois, susceptible sans doute de guérison, mais
pouvant aussi aboutir graduellement à une véritable folie lypémaniaque (G. Sée).

Doit-on établir une relation entre ces phénomènes
cérébraux et la lésion cardiaque? Doit-on les rapporter à une localisation rhumatismale sur l'encéphale ou ses enveloppes? L'interprétation est
difficile, mais l'analogie des troubles intellectuels
dans ces cas et dans les cas de lésion valvulaire
ancienne, est vraiment remarquable.

Dans les cas d'affections larvées du cœur méconnues jusqu'alors, l'éclosion soudaine de ce
délire peut créer au médecin des difficultés considérables au point de vue du diagnostic. Le plus
souvent, le médecin se trouvera en présence d'un
malade en proie à un délire violent et furieux qui
aboutit généralement au coma. Quelquefois les
malades tombent d'emblée dans un état comateux
avec résolution complète des membres, respiration
suspirieuse. L'idée qui se présente tout d'abord
est celle d'accidents urémiques. Si l'absence d'albumine autorise à repousser l'hypothèse de l'urémie, par contre l'albuminurie n'a pas toujours une
signification absolue. Il est possible qu'il y ait
coexistence d'une lésion rénale et d'une insuffi-

sance mitrale. Nous savons que celle-ci peut être de nature scléro-athéromateuse et, dans ces conditions, étant données les altérations du système artériel tout entier, on n'a pas à s'étonner que l'insuffisance rénale ne soit venue déterminer des accidents cérébraux.

DIAGNOSTIC

Le diagnostic de l'insuffisance mitrale ne paraît pas présenter de prime abord de sérieuses difficultés. Mais si cette affection ne peut être que difficilement confondue avec d'autres cardiopathies, en revanche, le praticien est trop disposé à intituler insuffisance mitrale ce qui est tout autre chose. C'est ainsi que la péricardite, le rétrécissement mitral pur, ou associé à l'insuffisance, le rétrécissement tricuspidien, l'insuffisance tricuspide, la symphyse cardiaque peuvent donner lieu à des erreurs, par suite d'un examen superficiel. En résumé, dans la pratique, on est tenté de voir trop souvent l'insuffisance mitrale là où elle n'est pas en cause. Je passerai en revue, en ne mettant en relief que les signes véritablement importants, toutes les affections du cœur, organique ou non, qui peuvent engendrer des hésitations dans le diagnostic.

Péricardite. — Lorsque le frottement existe déjà depuis quelque temps, depuis plusieurs années même, le diagnostic avec une endocardite valvu-

laire chronique devient très difficile et on peut
commettre des erreurs très préjudiciables aux
malades.

Je ne saurais trop recommander, au point de
vue de la description des frottements péricardiques
l'article de M. G. Sée (*Semaine médicale*, 1885) et
celui de M. Potain (*Revue de médecine*, 1887).

Le frottement péricardique peut être comparé
au froissement du taffetas, de la neige fraîche; il
est plus modeste que le bruit de cuir neuf qu'on
n'a plus entendu depuis Collin. C'est un bruit
d'attrition superficiel. A la palpation, on éprouve
la sensation d'un frôlement ou d'un grattement.
Il faut bien avouer que le timbre et la superficia-
lité, difficiles à constater sont des signes insuffisants pour le diagnostic avec le souffle mitral.
L'augmentation de l'intensité du frottement par la
pression du sthétoscope est, au contraire, un bon
signe; il en est de même de la diminution marquée
du bruit péricardique après l'application d'un vési-
catoire ou de ventouses scarifiées. Les souffles
sont filés et possèdent un maximum facile à déterminer; le frottement, au contraire, est superficiel:
il est à cheval sur les bruits cardiaques (Gubler);
il est à côté des bruits valvulaires (Sibson); il ne
commence pas, comme le souffle, par un accent;
il naît et meurt sur place (Jaccoud). Pour Potain,
le frottement est mésosystolique, mésodiastolique,
présystolique; il peut prendre les allures d'un bruit
de galop. Le galop péricardique est produit par un
choc diastolique ou présystolique surajouté aux
deux bruits normaux; il est analogue au bruit de
galop de la néphrite et est dû au relâchement du

myocarde et à la distension brusque par réplétion.

L'inspiration augmente les frottements et diminue les souffles; l'attitude debout renforce les premières. En résumé, ce qui caractérise le frottement, c'est son indépendance; il ne se lie à aucun temps et peut coïncider avec tous, remplacer un silence; c'est le type du bruit de va-et-vient, d'après G. Sée.

Rétrécissement mitral pur. — Cette maladie n'est pas encore entrée, il faut bien le dire, dans la série des maladies courantes et familières aux praticiens. Elle a pourtant une physionomie bien caractérisée, tant au point de vue des symptômes généraux que des signes d'auscultation.

C'est au moment de l'adolescence, lorsque la vie génitale commence, que les phénomènes caractéristiques se révèlent. C'est d'abord un facies pâle, analogue au facies chlorotique. Une jeune fille accuse des palpitations; la menstruation s'établit difficilement; les règles apparaissent, puis se suppriment pour reparaître plus tard.

La tendance aux avortements, aux accouchements prématurés, avec hémorrhagies sans cause appréciable, est beaucoup plus accusée que dans l'insuffisance mitrale. A des âges variables, on voit survenir avec une grande fréquence, des hémoptysies, des hématémèses, des hémiplégies. C'est sur la fréquence de ces trois phénomènes que s'était basé M. Landouzy, pour décrire trois formes de rétrécissement mitral pur. Les hémoptysies peuvent revêtir le masque de l'hémoptysie tuberculeuse.

L'aphasie est une lésion remarquablement commune, à tel point qu'une embolie corticale se traduisant cliniquement chez une femme jeune, d'aspect chlorotique, par de l'aphasie, signifie presque toujours rétrécissement mitral. L'aphasie se retrouve surtout chez la femme, peut-être parce que le rétrécissement mitral est, avant tout, une maladie du sexe féminin.

Le rétrécissement mitral congénital, ou plutôt d'origine inconnue peut exister pendant de longues années, sans incommoder le malade et s'amende rapidement sous l'influence de la digitale. Au contraire, le rétrécissement pur d'origine rhumatismale, détermine rapidement de la congestion pulmonaire, la dilatation du cœur droit et l'asystolie.

Dans le rétrécissement congénital, les *épistaxis* ont une abondance et une fréquence exceptionnelle chez les individus qui plus tard, deviendront des cardiaques avérés. En résumé, cette maladie mérite une place à part dans la nosologie. L'étiologie, la lésion (entonnoir mitral lisse, sans rugosités), les symptômes, le terrain, la marche, le pronostic, tout est ici spécial.

Mais ce sont surtout les symptômes physiques qu'il convient de bien apprécier.

Inspection. — Pendant longtemps, la poitrine d'un malade atteint de rétrécissement mitral ne présente rien de particulier. On remarque seulement que les battements du cœur sont précipités et que la paroi thoracique est légèrement soulevée, à chaque révolution cardiaque. Plus tard, lorsque le cœur est hypertrophié ou dilaté, la voussure précordiale se manifeste.

Palpation. — La main appuyée sur la région du cœur donne un signe d'une haute valeur; c'est une sensation spéciale qu'on a appelée *frémissement cataire*. Selon M. Duroziez, on percevrait deux frémissements : le premier, présystolique, terminé par le claquement mitral, très énergique; le deuxième, diastolique. Tantôt le frémissement présystolique domine, tantôt le frémissement diastolique. Souvent la main sépare mieux que l'oreille les deux frémissements; elle trouve entre les deux un repos que l'oreille ne perçoit pas.

Ce frémissement semble limité à la pointe; parfois il est intermittent. Lorsqu'on fait faire un effort au malade, il reparaît.

Auscultation. — Le premier claquement, d'après Duroziez, prend un éclat extraordinaire; on peut l'entendre à 1 décimètre de la poitrine. Le deuxième claquement prend souvent un timbre parcheminé, mais surtout il se dédouble. Ce dédoublement s'entend le plus habituellement au niveau du sternum, mais souvent aussi jusque vers la pointe, sur toute la surface du cœur.

Le bruit *présystolique* a le timbre tantôt du râpement, tantôt du grondement, tantôt du souffle. Ce coup de râpe précède immédiatement le premier bruit du cœur sur lequel il n'empiète pas. Ce souffle est net, surtout quand les mouvements cardiaques sont accélérés.

Le *roulement* ou ronflement diastolique commence avec la diastole ventriculaire et couvre tout le grand silence; ce ronflement donne à l'oreille une sensation spéciale, plutôt tactile qu'auditive.

Il ne s'entend avec netteté que lorsque le grand silence a une durée assez prolongée, quand le cœur est calme.

Tout cet ensemble de bruits constitue ce que M. Duroziez a appelé *foût-tata-roû*, mot constitué par des syllabes qui correspondent au bruit présystolique terminé par le premier claquement, fout ; au dédoublement du deuxième bruit, tata ; un roulement diastolique, roû. Ce n'est pas tout. M. Potain a décrit sous le nom de *claquement d'ouverture de la mitrale*, un bruit sec, vibrant, bruit de clapet qui se produit au début de la diastole ventriculaire, suivant de très près le dédoublement du deuxième bruit et précédant d'une manière très appréciable le choc de la pointe ; il a une tonalité assez élevée, comparable à un ressort qui se brise. Il précède immédiatement le roulement diastolique avec lequel il semble se confondre. Il s'entend toujours dans la première moitié du grand silence et se trouve par conséquent assez éloigné du bruit, pour ne pas être considéré comme présystolique. Joint aux autres bruits caractéristiques du rétrécissement mitral, le claquement d'ouverture donne un rythme spécial qu'on peut ainsi représenter :

foût-*tata*-tac-roû.

Ce rythme à quatre temps est surtout manifeste à la base où le dédoublement s'entend le mieux.

Le claquement d'ouverture ne se produit pas chez tous les malades atteints de rétrécissement mitral. En voici le mécanisme d'après M. Potain : Lorsque, par suite du relâchement du ventricule,

le sang maintenu à l'état de pression dans l'oreillette, tend à pénétrer dans la cavité ventriculaire,
il s'engage dans l'entonnoir mitral, et comme il ne
peut s'écouler que lentement par l'orifice rétréci,
il presse fortement sur la face auriculaire des
valves, les tend fortement et les fait claquer, comme
un lien qu'on tend brusquement entre ses deux
mains.

Comme on le voit, tout est spécial dans le rétrécissement mitral pur, et si le diagnostic présente
encore quelque difficulté pour les praticiens, c'est
que la symptomatologie de cette maladie n'est pas
encore assez vulgarisée.

Sclérose ou maladie mitrale. — La maladie mitrale est la résultante du rétrécissement et de l'insuffisance combinés, et il serait superflu d'insister
longuement. Avec les troubles généraux et viscéraux énumérés précédemment, on constatera à
l'auscultation une série de signes qui seront constitués par l'addition de ceux des deux maladies
associées, savoir : *souffle systolique de la pointe,
dédoublement du second temps, ronflement diastolique et souffle présystolique.* Le schéma de Duroziez (fout-tata-roû) peut s'appliquer ici comme dans
le rétrécissement mitral. Il n'en diffère que par un
souffle systolique en plus.

Il est rare pourtant d'entendre ce type complet
des bruits du cœur dans la maladie mitrale. Le
dédoublement du second temps pourra passer inaperçu, et l'on croira avoir affaire à l'insuffisance
pure. Il peut y avoir dédoublement du premier
bruit. D'autres fois, le contraire arrive ; le souffle

du premier temps et à la pointe ne sera pas entendu. Enfin, il arrive souvent que les battements du cœur sont si tumultueux qu'il est presque impossible de déterminer exactement à quel moment de la révolution cardiaque les bruits se sont produits.

La palpation permet de percevoir un frémissement cataire qui commence à la présystole et se continue après le choc du cœur. Quand les révolutions cardiaques sont précipitées, les trois bruits se fusionnent pour l'oreille, de façon à simuler un seul murmure, partant de la systole, et empiétant jusque dans le grand silence : c'est là le *souffle prolongé de la pointe*, regardé par Bouillaud comme pathognomonique du rétrécissement mitral, mais qui en réalité, ne l'est que dans les cas où le rétrécissement se complique d'insuffisance. Il faut bien savoir que pour cette question de diagnostic différentiel, la palpation de la région précordiale a autant de valeur que l'auscultation, car elle fait sentir souvent un frémissement présystolique plus fort que le souffle qui lui correspond.

Insuffisance tricuspide. — Le bruit de souffle ici est pathognomonique par son siège et par ses caractères. Il a son maximum d'intensité, soit à la partie du quatrième espace intercostal gauche la plus proche du sternum, soit à la partie inférieure du sternum, un peu au-dessus de l'appendice xyphoïde. Il est *systolique*, son timbre est variable, tantôt rude, râpeux, mais plus souvent doux ou aspiratif.

J'ai connu un malade, emphysémateux depuis

longtemps, chez qui une dilatation du cœur droit se traduisait par un souffle musical intermittent à la pointe du sternum.

En général, le souffle tricuspidien se prolonge un peu le long du sternum, en remontant vers la base du cœur. Il s'accompagne parfois, mais rarement, d'un frémissement cataire appréciable. Ce souffle, malgré sa localisation à l'appendice xyphoïde, peut être souvent rapporté à la valvule mitrale, d'autant que souvent le souffle mitral peut retentir assez loin du côté droit.

Pour M. Duroziez, une façon certaine de ne point confondre ces deux souffles, consiste à ausculter le cœur dans le dos du malade. Si le souffle systolique s'entend avec plus de netteté qu'en avant, on peut affirmer que c'est la valvule mitrale qui est insuffisante. Il est d'ailleurs des cas très fréquents où il y a coexistence des deux insuffisances; on conçoit qu'il soit alors bien difficile de rapporter à chaque valvule ce qui lui revient dans la production des bruits de souffle que l'on perçoit à l'auscultation.

Il faudra, dans tous les cas, remonter aux antécédents; l'existence d'un emphysème avec bronchite chronique antécédente, d'une affection hépatique ou stomacale constituera un renseignement précieux. Mais il est des cas vraiment indéchiffrables. Je donne actuellement des soins à un homme de 60 ans, emphysémateux depuis des années, atteint en outre de dilatation stomacale, chez qui, dans ces derniers temps, ont apparu des troubles cardiaques caractérisés par une arythmie considérable, de la dilatation cardiaque, de l'œdème des membres inférieurs, sans bruit de souffle apparent.

Chez ce malade, n'étaient les antécédents connus par moi depuis longtemps, le diagnostic serait aujourd'hui, pour un médecin non prévenu, d'une difficulté extrême.

On se basera aussi sur l'existence du pouls veineux vrai, sur lequel j'ai insisté précédemment.

Rétrécissement tricuspidien. — M. Robert Leudet (Thèse de Paris, 1888) a consacré à cette maladie une excellente monographie dont je résume brièvement les données concernant le diagnostic.

Y a-t-il une symptomatologie assez nette pour permettre de reconnaître le rétrécissement de la tricuspide? Je ne le crois pas, à en juger par les divergences des auteurs sur ce sujet. Pourtant dans six observations citées par M. Leudet, le diagnostic put être fait pendant la vie. Mais il faut pour cela des signes nombreux, un assemblage de symptômes qui ne se trouve que bien rarement réuni chez un même malade; le plus souvent le diagnostic a été fait par des praticiens rompus, pour ainsi dire, à l'étude des lésions cardiaques, comme par exemple M. Duroziez.

Malheureusement, l'obstacle principal consiste en ce que le rétrécissement de la tricuspide est masqué par les affections cardiaques dont l'existence simultanée est la règle.

Comme symptômes généraux, on a, quand la lésion ne se trahit pas par des bruits, la cyanose du visage, des lèvres et des extrémités accompagnée de refroidissement; une hydropisie très accentuée avec des jugulaires dilatées et peu pulsatiles.

L'inspection décèle quelquefois un soubresaut au deuxième temps (Duroziez). La main peut percevoir un *thrill* localisé à la zone de la tricuspide.

L'auscultation fait constater un souffle présystolique qui est bien le souffle propre du rétrécissement de la tricuspide : il manque malheureusement souvent. Son maximum peut être limité le plus souvent tout près du bord gauche de l'appendice xyphoïde ; parfois plus près encore du centre, à gauche de la ligne médio-sternale ; il est rare que sa plus grande intensité soit entendue plus loin, à droite ou à gauche, que ces deux points.

Murmurant, doux le plus souvent, il peut être rude et même, dans certains cas, prendre les caractères d'un roulement présystolique bien accentué.

Le plus souvent, le bruit du rétrécissement de la tricuspide est masqué ou pris pour un bruit se passant au niveau de la valvule mitrale ; on peut dire que ce dernier orifice joue vis-à-vis de son congénère du côté droit le même rôle que l'orifice aortique vis-à-vis de l'orifice pulmonaire, et cela d'une façon encore plus tranchée.

Le rapport de fréquence entre les lésions tricuspidiennes et mitrales est tel, que dans la pratique on suit le conseil de MM. Barth et Roger (Traité d'auscultation, 10e édition) ; et que, si la localisation du côté affecté est impossible, on conclut, en s'appuyant sur les données de la clinique, et en effet avec de grandes chances de tomber juste, que l'altération a son siège à gauche.

Le but du diagnostic doit surtout être de délimiter les points où l'intensité du souffle mitral laisse entendre celui de la tricuspide et inversement. Malgré la tendance à la diffusion du souffle mitral, il existe des exemples où, avec beaucoup d'attention, on est parvenu à entendre le bruit du rétrécissement tricuspidien diminuant de plus en plus à mesure que l'on se rapproche du sternum. En résumé, le diagnostic est des plus délicats.

Le rétrécissement tricuspidien, souvent congénital et alors isolé, peut être aussi de nature rhumatismale et survient presque toujours chez les femmes. La mort survient dans la majorité des cas de 20 à 30 ans.

Presque toujours il y a un rétrécissement concomitant de l'orifice mitral (78 fois sur 114) ou d'un autre orifice du cœur, mais le rétrécissement isolé de la tricuspide qui a été nié existe bien.

Parmi les symptômes généraux (cyanose, ascite, œdème) le purpura constituerait un bon signe en faveur de la localisation du rétrécissement à la tricuspide.

Symphyse cardiaque. — Dans cette maladie, les premiers phénomènes appréciables à l'inspection sont : 1° la *voussure précordiale*, si le cœur est hypertrophié ; 2° la *diminution de la saillie inspiratoire du côté gauche*, déjà signalée par Williams et qui est d'autant plus appréciable que la plèvre elle-même peut être fixée par les adhérences ; 3° *une dépression permanente* de la région précordiale, si à la médiastinite antérieure s'ajoutent des brides postérieures ; 4° *une dépression rythmique des espa-*

ces *intercostaux*, ou retrait systolique, par suite de la locomotion du cœur; 5° le *resaut diastolique*, par suite du soulèvement de la paroi thoracique par le cœur au moment de la diastole; 6° l'*ondulation* de la paroi thoracique appréciable à la vue, sous forme d'ondes tremblotantes.

Mais où la difficulté commence, c'est lorsque la symphyse cardiaque s'accompagne de bruits morbides.

Betz a entendu un bruit systolique, latéro-sternal gauche, et qu'il attribue au frottement des adhérences.

M. G. Sée parle du frottement à timbre de souffle qui se rencontre dans cette affection et qu'on prend souvent pour un souffle endocardique.

Mais il peut exister des insuffisances mitrales consécutives à la dilatation des ventricules. Bouillaud, Hope, Stokes en ont signalé la possibilité. Le mécanisme de ces insuffisances est facile à comprendre; c'est la dilatation des ventricules et de l'orifice mitral sous l'influence de la symphyse; et alors, à l'autopsie, on trouve les valvules, tantôt à peine indurées, tantôt absolument saines.

On entend alors un bruit de souffle mitral, peut-être moins râpeux et plus intermittent que le souffle de la lésion organique, mais dont le diagnostic sera certainement très difficile. On se basera alors sur les signes si caractérisés que j'ai énumérés plus haut et sur l'existence du *pouls paradoxal* de Kusmaul. Pendant l'inspiration le pouls devient filiforme, et reprend son ampleur pendant l'expiration. Ce fait serait dû à la traction que le sternum, projeté en avant dans l'inspiration, exercerait par

les brides fibreuses sur l'aorte dont il rétrécirait
ainsi le calibre. Mais pour que le pouls paradoxal
ait la valeur diagnostique que lui attribue Kusmaul, il faut qu'il coïncide avec le gonflement inspiratoire des veines du cou.

J'ai eu la bonne fortune de trouver dans la
Gazette médicale de Nantes (19 décembre 1892),
une fort intéressante observation du professeur
Hervouet qui démontre bien la difficulté de ce diagnostic.

Il s'agit d'un homme, porteur d'un vaste épanchement ascitique, qui revenait périodiquement
subir des ponctions à l'Hôtel-Dieu. La cardiopathie dont il souffrait offrait, pour signes caractéristiques et révélateurs, un souffle mitral à la pointe,
au premier temps, et une arythmie constante des
battements.

Outre l'ascite, il existait des œdèmes des membres, du scrotum, et des troubles circulatoires de
la face se traduisant par de la cyanose.

Le foie, d'une exploration rendue plus facile à
la suite de chaque ponction, présentait une augmentation de volume considérable et des inégalités
à la surface. Ce malade a fini par succomber aux
progrès de la cachexie cardiaque.

L'autopsie permit de mettre au jour une péritonite chronique, avec pseudo-membranes aggluti-
nant entre eux les organes et recouvrant d'une
coque fibreuse la rate et le foie. Il existait à droite,
accotée le long de la masse intestinale, une tumeur
kystique allongée, munie de prolongements, d'une
consistance molle, d'une coloration bleuâtre et constituée essentiellement par des caillots sanguins.

La péritonite avait revêtu le caractère hémorrhagique. Le foie, siége d'une périhépatite très accusée, du poids de 2 kilogrammes, bosselé à sa surface et notablement scléreux, offrait à la coupe, l'aspect muscade du foie cardiaque avec granulations. Enfin, le cœur, point initial de tous ces accidents, montrait une symphyse incomplète des deux feuillets péricardiques, particulièrement dense et serrée vers la base, à la face postérieure, et les adhérences calcifiées et pierreuses formaient aux oreillettes une sorte de carapace ossiforme. Du fait de cette péricardite, *toutes les cavités cardiaques se trouvaient dilatées*, et la dilatation portant de préférence sur l'orifice auriculo-ventriculaire gauche, il en était résulté une insuffisance mitrale fonctionnelle qu'avaient dénotée, pendant la vie, des signes stéthoscopiques appropriés et reconnus.

Chlorose cardiaque. — Nombre de médecins ont admis dans la chlorose l'existence de lésions cardiaques. Tout d'abord le cœur a été souvent trouvé gros, alors qu'habituellement il est petit dans cette affection. Cette exagération de volume peut être expliquée de trois façons : dilatation du cœur, hypertrophie réelle et hypertrophie apparente, par étroitesse du thorax.

Depuis la théorie de l'aplasie aortique (*aortis chlorotica*) de Virchow, on a admis l'hypertrophie réelle du ventricule gauche, à la façon du rétrécissement endocardique. Mais, dans ce cas, il devrait y avoir un renforcement du second bruit aortique, ce que la clinique ne constate pas.

La dilatation du ventricule gauche paraît être

plus fréquente, et peut expliquer certains phénomènes d'auscultation; elle a été signalée par Beau
et par Bamberger. Due à la fois à l'asthénie du
myocarde et à l'augmentation de pression dans
l'aorte, elle explique, à son tour, les palpitations,
l'absence du renforcement du deuxième bruit aortique, certains souffles de la pointe et la possibilité
de la disparition des symptômes après la guérison
de la maladie. Les souffles de la pointe, incontestables dans la chlorose, doivent probablement être
rattachés à une insuffisance fonctionnelle de la
valvule mitrale. Voici d'ailleurs comment Lewirisky
(*Virchow's Archiv.* Bd. LXXVI, p. 292) explique
l'origine de ce souffle : l'affaiblissement des fibres
musculaires du cœur, en rapport avec la diminution de l'hémoglobine, est cause que les muscles
papillaires qui s'attachent à la mitrale, ne possèdent plus toute l'étendue de leurs mouvements;
d'où insuffisance fonctionnelle. Pour ceux qui admettent une dilatation, l'insuffisance fonctionnelle
est due à l'écartement des points d'insertion des
muscles papillaires et même à une légère distension des orifices.

Balfour (*Brit. médic. Journ.* vol. II, p. 352) place
l'origine du souffle *primitif* de la chlorose dans
l'orifice mitral, en émettant l'hypothèse que ce
souffle se propage dans l'auricule où il atteint son
maximum d'intensité.

Parrot (*Dict. encyc. sc. méd. ser. t.*, t. XVI), fait
dériver les souffles anémiques d'une dilatation du
cœur droit et les attribue à une insuffisance tricuspidienne relative. Pour lui, le souffle cardiaque
anémique, toujours systolique, a son maximum

d'intensité dans le 4ᵉ espace intercostal, plus rarement dans une région comprise entre le 3ᵉ et le 5ᵉ.

Quoi qu'il en soit de ces théories sur lesquelles je ne saurais insister ici, il est essentiel surtout d'être prévenu que les chlorotiques peuvent présenter un souffle à la pointe.

Pour éviter l'erreur avec une cardiopathie valvulaire, il faudra se baser sur la coïncidence des souffles vasculaires, surtout ceux qui ont pour siège la veine jugulaire interne du côté droit; ce bruit est continu; on l'a comparé au bruit de la mer, au roucoulement d'une tourterelle; on l'a appelé bruit de rouet, de diable, de mouche.

Le frémissement vibratoire est la perception tactile des vibrations dont la perception auditive constitue le bruit de diable.

On se basera aussi sur la pâleur des téguments et des muqueuses, sur les troubles digestifs (pica, vomissements, gastralgie, etc.), sur l'aménorrhée, la ménorrhagie, la leucorrhée, les lypothymies, les vertiges, les troubles de la sensibilité, (névralgies, hystérie, neurasthénie), etc., etc.

Nous verrons tout à l'heure s'il ne faut pas distinguer les souffles anémiques des souffles extra-cardiaques.

Souffles extra-cardiaques. — Ces bruits méritent une discussion plus approfondie, en raison des erreurs auxquelles ils peuvent donner lieu. On les divise, comme on sait, en bruits cardio-péricardiques, cardio-pleuraux et cardio-pulmonaires. Ce sont les derniers qui m'occuperont, les premiers faisant partie de l'histoire de la péricardite aiguë dont il a été déjà question. (Voir Thèse de Bonnain, Bordeaux 1892.)

Quand il existe des exsudats plastiques entre les deux feuillets de cette portion de la plèvre qui recouvre la partie antérieure du péricarde, les mouvements rythmiques du cœur font frotter l'un contre l'autre les surfaces villeuses des feuillets pleuraux et engendrent des bruits synchrones aux bruits du cœur. Le Dr Choyau (Thèse de Paris, 1869) estime que, pour que le frottement pleural puisse s'effectuer sous l'influence de l'impulsion cardiaque, il faut que le feuillet pariétal du péricarde soit uni par des adhérences au feuillet pariétal de la plèvre. Ces bruits pleuraux à rythme cardiaque se rapprochent tellement des bruits péricardiques, qu'en clinique les symptômes se confondent, et qu'il est la plupart du temps, difficile de les différencier. Pourtant, quand la plèvre est en jeu, si on fait faire au malade des inspirations profondes, ce bruit de frottement augmente d'intensité. De plus, il se perçoit de préférence vers la partie moyenne de la région précordiale, dans un point assez éloigné du sternum; il est d'ordinaire précédé ou accompagné d'une douleur thoracique.

Les souffles extra-cardiaques d'*origine pulmonaire* ont pour siège une région située à gauche du sternum, limitée en haut par le bord inférieur de la troisième côte, en bas par le bord inférieur de la quatrième côte, en dedans par le bord gauche du sternum, en dehors par une ligne parallèle à la ligne mamelonnaire et passant à deux centimètres et demi environ du mamelon. Ils sont, d'après

M. Potain, *mésosystoliques*, c'est-à-dire qu'ils ne coïncident pas exactement avec le début de la systole. Leur timbre est doux, rappelant le timbre du murmure vésiculaire; le bruit est superficiel, semble en quelque sorte se passer sous l'oreille.

Mais un caractère bien particulier au souffle extra-cardiaque, c'est qu'il est très variable dans son intensité, c'est qu'il est d'une extrême mobilité. En effet, tantôt il devient très faible, tantôt il s'exagère, puis tout à coup disparaît pour reparaître plus ou moins longtemps après et disparaître encore.

Toutes ces modifications s'exécutent sans ordre, sans cause connue, du soir au lendemain, sous l'oreille même de l'observateur tout surpris.

Un autre bon caractère clinique du souffle extra-cardiaque, c'est qu'il ne se propage pas. Il naît et meurt sur place, en restant circonscrit dans la région délimitée plus haut.

Tous les souffles cardio-pulmonaires disparaissent complètement, ou tout au moins s'atténuent considérablement dans la position assise ou debout. Ils reparaissent avec toute leur intensité dans la position couchée. Ils disparaissent encore ou s'affaiblissent notablement, si l'on fait faire au sujet une profonde inspiration, en lui recommandant de rester ainsi quelque temps en inspiration forcée.

Le diagnostic de ces bruits présente quelquefois, au dire de M. Potain (*Semaine médicale*, 1885, nᵒˢ 3 et 7) des difficultés insurmontables, au point que malgré le degré de perfection que ce maître éminent a atteint pour l'auscultation du cœur, il s'est souvent vu dans une grande perplexité. Ce n'est qu'ultérieurement, en se basant sur la conservation d'un bon état général, sur l'intégrité de l'organe qui, sauf quelques palpitations nerveuses, ne montrait ni augmentation de volume, ni dilatation, qu'il se croyait autorisé à se prononcer pour un souffle inorganique.

Les souffles de la pointe, de beaucoup les plus fréquents, se divisent en deux catégories : 1° les souffles *sus-aperiens* qui s'entendent un peu au-dessus de la pointe dans le quatrième espace intercostal gauche ; 2° les souffles qui s'entendent dans le même quatrième espace, mais plus vers la droite, au niveau de l'appendice xyphoïde ; ils sont beaucoup plus rares que les autres.

Voici le mécanisme invoqué par M. Potain, pour la production de ces souffles de la pointe : « Au moment de la systole, le cœur, ou mieux le ventricule droit, gonflé par le sang, s'applique derrière la paroi thoracique, aussi bien par sa pointe que par sa base, ne laissant aucun vide. Pendant la durée de cette systole, la pointe et l'infundibulum restent toujours appuyés contre la paroi thoracique : la pointe, en raison de la tension aortique qui a pour effet de redresser sa courbure, l'infundibulum par le fait même du sang qui y afflue en grande abondance. L'évacuation du sang contenu dans les ventricules, le droit principalement, se fera donc surtout grâce à l'affaissement de la partie moyenne de l'organe, et c'est à ce niveau que se produit le vide nécessaire à la production du bruit de souffle. »

Les souffles anémiques et les souffles extra-cardiaques pulmonaires présentent quelques points

de similitude qui permettraient de les confondre;
ils sont systoliques, à timbre également doux, et
ne s'accompagnant ni les uns ni les autres de modifications dans le volume du cœur, car ce n'est
que d'une façon exceptionnelle, comme nous l'avons
déjà vu, qu'on observe la dilatation cardiaque sous
l'influence de l'anémie; et c'est même, il faut le
dire, cette anomalie apparente de l'existence d'un
souffle sans déviation de la pointe du cœur, ni
augmentation de la surface de matité cardiaque,
qui met souvent, dans les cas douteux, sur la voie
du diagnostic des souffles inorganiques. Voici les
nuances qui les séparent : 1° les bruits anémiques
peuvent siéger à tous les orifices du cœur et assez
souvent à la pointe, tandis que les souffles d'origine pulmonaire siègent le plus habituellement
au-dessus de la pointe; 2° les premiers se propagent comme les souffles organiques, tout en se
diffusant davantage; au contraire les seconds ne se
propagent pas et s'entendent dans une région limitée; 3° les uns ont une mobilité peu considérable;
les autres sont doués d'une mobilité très grande;
ils augmentent ou diminuent d'intensité, disparaissent et reparaissent sans cause appréciable; 4° les
premiers éprouvent des modifications légères sous
l'influence des changements d'attitude et des mouvements respiratoires exagérés; les autres éprouvent des modifications profondes dans la position
assise, l'expiration et l'inspiration forcées; ils s'atténuent considérablement et même disparaissent
souvent d'une façon complète; 5° enfin, les souffles
anémiques s'accompagnent d'un bruit vasculaire
dans les vaisseaux du cou (bruit de diable) et sou-

vent d'une accentuation du deuxième bruit de l'artère pulmonaire; les souffles extra-cardiaques ne s'accompagnent pas de souffle vasculaire au cou, ni d'accentuation du deuxième bruit pulmonaire, ni d'anémie concomitante.

Mais il faut bien le dire, il n'existe pas de signe pathognomonique; on devra donc poser le diagnostic par l'association de tous ces signes.

TRAITEMENT

Lorsqu'un rhumatisme articulaire aigu, la chorée ou toute autre maladie aiguë infectieuse, ont déterminé une endocardite, le médecin aura le devoir impérieux de surveiller pendant longtemps le cœur et de mettre en œuvre toutes les médications indiquées en pareil cas. Une révulsion incessante au niveau de la région précordiale devra être mise en œuvre pour faciliter la résolution des exsudats valvulaires; les vésicatoires, la teinture d'iode, les pointes de feu, les cautères préconisés par Bouillaud seront employés à tour de rôle avec confiance et ténacité. De bonne heure aussi on mettra en œuvre la médication iodurée qui peut avoir une influence des plus salutaires. C'est aussi au début qu'il faudra tracer aux malades une hygiène et une diététique particulièrement sévère. J'aurai à parler longuement plus tard des préceptes hygiéniques à imposer aux cardiaques. C'est surtout pendant la longue période de compensation parfaite que la prophylaxie devra mériter toute l'attention du malade et du médecin. Le repos bien compris, l'abstention de tout effort violent, des longues courses, des ascensions dans les montagnes, des travaux fatigants, seront à satiété recommandé aux malades. On interdira sévèrement les veilles prolongées, l'exposition à la chaleur ou au froid prolongés. Il ne faut pas oublier, selon l'expression de Peter, que le cœur physique est doublé d'un cœur moral, et, à ce point de vue, le cardiaque cherchera par tous les moyens à se cuirasser contre les émotions et contre les chagrins prolongés.

Quelques banales que soient ces recommandations, il ne faut jamais se lasser de les faire, car elles sont d'une importance capitale.

Lorsque l'hypertrophie surgit avec les phénomènes d'éréthisme qui l'accompagnent presque toujours, avec les troubles de l'hématopoïèse qui commencent à surgir, le médecin, sans intervenir d'une manière exagérée et inopportune, pourra rendre de réels services au malade. Pour Peter, loin d'être *providentielle*, l'hypertrophie cardiaque est une complication qu'il faut combattre. Sans accepter ce qu'une pareille opinion a d'excessif, il est certain que, pendant cette phase de la maladie, il se produit certains troubles, comme les palpitations, la congestion céphalique, la dyspnée, un certain état d'anémie, qui réclament l'intervention de la thérapeutique. Il ne faut pas perdre de vue d'ailleurs que ce travail hypertrophique n'est que le prélude de la sclérose conjonctive et de la dégénérescence graisseuse du myocarde. Ce travail peut d'ailleurs dépasser les limites et il convient de le modérer. L'iodure de potassium ou l'iodure de sodium trouvent encore ici leur indication ; je dois dire d'ailleurs, que les praticiens, depuis quelque temps, emploient ce médicament avec une libéralité qui confine quelquefois à l'abus. Les bromures de potassium, de sodium ou de strontium seront employés avec succès ; il en sera de même de l'eau de laurier-cerise, des préparations de valériane, et même du convallaria maïalis, dont je reparlerai plus tard. L'hématopoïèse étant déjà, dès cette époque, légèrement troublée, il conviendra de mettre en œuvre les ferrugineux et les arsenicaux, tels que le tartrate de fer, ou le pyrophosphate de fer citro-ammoniacal et la liqueur de Fowler recommandés par C. Paul. C'est en ce moment aussi que certaines stations thermales, telles que Bagnols et Chaudes-Aigues peuvent être indiquées, comme nous l'étudierons plus tard.

Hygiène proprement dite. — Éviter la surcharge graisseuse, voilà le problème. S'il s'agit de cardiaques valvulaires non artério-scléreux, le régime alimentaire se composera d'aliments non adipogènes ; mais il ne faut pas perdre de vue, comme le fait remarquer M. G. Sée (*Thérapeutique physiologique du cœur*) que la cure d'amaigrissement fait perdre aussi l'albumine. Cette destruction d'albumine se fait surtout sentir dans les premiers temps de la cure d'amaigrissement, ce qu'on peut appeler le dégraissement ; mais, malgré cette désalbumination, le système musculaire, particulièrement celui du cœur maintient et augmente sa force quand la cure se fait graduellement. Les repas copieux et fréquents imposent au cœur un travail plus énergique, par suite de la consommation de l'oxygène ; pendant le jeûne et la demi-diète, il se produit moins de sang, ce qui facilite le travail du cœur.

Il faut proscrire de l'alimentation les gros aliments végétaux qui imposent à l'intestin un travail exagéré. Les aliments animalisés, le *lait* surtout doivent être prescrits, même dans la période de décompensation. Les féculents et les farineux, le pain surtout seront sévèrement rationnés.

Toutes les viandes, le gibier, le poisson seront permis. Le beurre, l'huile, les graisses, la pâtisserie seront interdits. Le malade ne prendra rien le matin, ou bien un peu de café noir avec du pain grillé ou une biscotte (C. Paul). Les spiritueux sont nuisibles ; quant au tabac, on sait qu'il peut provoquer l'angine de poitrine.

La nicotine est un des poisons les plus violents que l'on connaisse ; elle agirait surtout sur la protubérance et sur le bulbe, d'après Vulpian et G. Sée. Decaisne (Académie des sciences, 1864) a observé 21 cas d'intermittence du pouls, indépendante de toute lésion organique du cœur, sur 88 fumeurs incorrigibles. D'après lui, l'abus du tabac peut produire un état pathologique qu'il appelle *narcotisme* du cœur, et qui se traduit par des intermittences dans les battements de cet organe et dans les pulsations de la radiale.

D'après Drysdale, la fumée du tabac, contient 30 grammes de nicotine pour 4500 grammes de tabac. L'action de cet alcaloïde a été dans ces derniers temps très bien étudiée par Huchard : « Je pense, dit cet auteur, que l'action du tabac doit se porter également sur la moelle allongée, si j'en crois deux faits de paralysies bulbaires avec pouls lent permanent et attaques épileptiformes que j'ai observées sous l'influence de l'intoxication nicotinique ». Le même auteur, dans des expériences très délicates, a constaté l'action vaso-constrictive de ce poison.

L'action du *thé* est aussi certaine dans la production de l'angine de poitrine. Huchard cite 6 observations concluantes d'accès de sténocardie amenés par l'abus du thé.

OErtel recommande le rationnement des liquides pour éviter la pléthore séreuse et l'hydrémie ; on verrait alors se produire une augmentation marquée de la sécrétion urinaire.

M. G. Sée proteste contre les exagérations de cette méthode, et déclare que chez les cardiaques valvulaires, la réduction des boissons ne donne pas lieu à une diurèse, mais, au contraire, à une albuminurie. D'après M. G. Sée, des petits repas répétés, avec séparation des solides et des liquides, réduction des boissons ou plutôt répartition en plusieurs portions, surtout après les repas : voilà les indications les plus rationnelles.

Dans les insuffisances d'origine artérielle, il faut, d'après M. Huchard, introduire le moins de toxines possible dans l'organisme, par suite de l'insuffisance rénale et de l'insuffisance hépatique. Les bouillons, les potages gras, les poissons, les viandes faisandées et peu cuites, les salaisons, les conserves alimentaires, la charcuterie, les fromages faits sont sévèrement interdits par l'éminent clinicien. Le régime lacté doit être réglé de façon à ce que le patient absorbe régulièrement une tasse de 500 grammes au moins toutes les deux heures, avec la précaution de l'absorber en plusieurs fois et par petites gorgées. Le lait sera froid et additionné soit d'eau de chaux, soit d'eau de Vals. Pour éviter les fermentations intestinales, M. Huchard recommande le benzo-naphtol associé à la pancréatine. Il conseille encore d'ajouter au lait une petite quantité d'une mixture d'extrait fluide de coca et de kola. La durée du régime lacté doit être de dix à quinze jours.

Exercice[1]. — L'exercice hygiénique, ce que les Allemands appellent la cure diététo-mécanique, a fait l'objet d'un long rapport d'OErtel (de Munich) au Congrès de médecine interne tenu à Wiesbaden en avril 1888.

Les altérations pathologiques du muscle cardiaque, dit le savant rapporteur, peuvent porter sur la quantité ou bien sur la qualité. L'hypertrophie est presque toujours nécessaire; il ne faut donc pas la combattre. L'atrophie accompagne, lorsqu'elle affecte tout l'organe, les troubles généraux de la nutrition.

Les altérations qualitatives sont la suite des troubles de la nutrition; elles s'associent avec une diminution de la quantité du sang. La forme la plus grave est constituée par la dégénérescence graisseuse, suite d'une suralimentation prolongée, du marasme sénile, de l'alcoolisme, etc.

1. Consulter : G. ANDRÉ (*Hypertrophie du cœur*, Bibliothèque CHARCOT-DEBOVE, 1893). — G. ANDRÉ (*Hygiène des vieillards*, Octave DOIN, 1890).

Par conséquent, les divers buts à atteindre sont les suivants :

1° Faire disparaître l'insuffisance du cœur, rétablir sa vigueur, augmenter la masse musculaire jusqu'à l'hypertrophie compensatrice, qui réduira en même temps une dilatation partielle existante;

2° Régulariser le courant sanguin troublé, ainsi que la composition altérée du liquide sanguin.

C'est en 1875 qu'OErtel essaya d'exercer une influence directe sur un cœur insuffisant et de rétablir la compensation perdue.

Son traitement se divise en deux parties : le régime et la partie mécanique. Ces deux parties se complètent mutuellement; il n'existe que très rarement des cas où l'une seule de ces deux parties intégrantes soit indiquée.

Si le malade est pléthorique et obèse, la faiblesse du cœur ne fait que commencer. Le régime approprié comprendra l'augmentation de l'albumine à introduire; point ou peu de liquides à ingérer. Dans le cas de lipomatose avec pléthore séreuse, augmentation des aliments albumineux, avec diminution des substances grasses et des liquides.

Quant à la partie mécanique du traitement, voici ses principes :

Pour faire hypertrophier un muscle, il ne suffit pas d'augmenter l'introduction de l'albumine dans l'économie, il faut encore que la fonction même du muscle augmente.

Quand il s'agit du cœur, on peut arriver à ce résultat par des moyens différents. Toute contraction musculaire, dans n'importe quelle partie du corps, influence également le cœur, y éveille des contractions, en augmente le nombre et la force.

Voici les phénomènes que l'on observe chez l'homme après l'exercice prolongé de l'ascension; de ces phénomènes on doit nécessairement conclure à une nutrition plus forte et à une hyperplasie des fibres musculaires du cœur :

1° Toutes les artères se dilatent, la pression sanguine augmente dans le système artériel; 2° les contractions du cœur deviennent plus fortes.

En dosant le travail imposé aux muscles par l'ascension de hauteurs différentes dont l'échelle varie de 0 à 20 degrés, et en faisant durer ce travail plus ou moins longtemps, on peut graduer l'influence exercée sur le muscle cardiaque, approprier le traitement à chaque cas spécial. L'application de ces principes a été faite dans *les stations de cure par le terrain* (*Terrain-Kurorte*). La gymnastique simple ou suédoise exerce aussi une grande influence sur le cœur.

Ces cures de terrain sont appliquées à Meran, Ischl, Baden-Baden, Wilbad, etc. D'après OErtel, les résultats en sont remarquables par leur efficacité et leur durée.

J'ai parlé de gymnastique suédoise. C'est encore là une méthode peu connue et sur laquelle il est utile d'insister un peu. On trouvera dans l'excellent article du Dʳ Dally (*Gymnase, Dictionnaire encyclopédique*), des détails très intéressants sur ce sujet.

Le Dʳ Zander (de Stockholm), après avoir longtemps pratiqué la gymnastique médicale d'après la méthode suédoise, avait été amené à considérer comme prépondérante la part des mouvements

dits passifs. Aussi fut-il conduit à imaginer un
ensemble d'appareils merveilleux destinés à opérer
sur les individus les mouvements qui exigent le
concours d'aides plus ou moins nombreux. Ces
appareils mus par la vapeur, à l'aide de courroies
de transmission, sont très compliqués. Ils permettent tout d'abord, à l'aide de liens variés, de fixer
le sujet sur l'appareil de façon à ne laisser libre
que le segment du corps qui doit être mû ; ce segment est ensuite mis en mouvement par un appareil, ou tout au contraire c'est le sujet qui le met
en mouvement en rencontrant une résistance
graduelle. C'est ainsi qu'en plaçant le pied dans
un appareil spécial, cet appareil imprime à la join-
ture un mouvement de rotation dans les deux
sens ; d'autres soulèvent le genou, d'autres fléchis-
sent ou redressent le tronc, tandis que les sujets
eux-mêmes résistent ou cèdent à l'effort qui leur
est appliqué. Des palettes à percussion, des rou-
leaux à pression, des plaques à compression ou à
décompression, offrent un ensemble des plus
variés.

Le Dr Nostrom avait tenté d'acclimater cette
gymnastique dans un somptueux hôtel de la
Chaussée d'Antin. Mais le corps médical fit preuve
d'une indifférence absolue.

C'est surtout dans les affections chroniques du
cœur que la gymnastique mécanique de Zander
donne des résultats avantageux. Mais il est nécessaire de ne jamais interrompre les exercices, même
pendant l'hiver. « Si les maladies du cœur ne sont
pas très avancées, dit ce savant médecin, une
partie de ces maladies peut être guérie radicale-

ment par l'exercice faible, mais régulier des muscles ».

Les maladies avancées sont arrêtées dans leur
développement et leurs symptômes diminuent
d'intensité.

Qu'il s'agisse de cures de terrain ou de gymnastique mécanique, j'ai à peine besoin de dire qu'il
ne faut conseiller ces méthodes qu'avec la plus
grande circonspection. Dans ce même congrès de
Wiesbaden où OErtel développa ses idées, d'ailleurs renouvelées de Skokes, M. Lichteim (de Berne),
co-rapporteur, fut obligé d'avouer que le procédé
d'OErtel avait donné lieu à des abus, même à de
véritables catastrophes. Si chez l'homme qui monte,
en effet, il y a plus de sang qui arrive au cœur,
cette augmentation n'est avantageuse que pour le
cœur *sain* et jusqu'à une certaine limite. Au delà
de ce point, il y a *surcharge* du cœur, surcharge
qui peut nuire, surtout à un cœur malade, pour
lequel le plus grand danger existe dans la dilatation. M. Lichteim déclare d'ailleurs que la cure de
terrain donne de meilleurs résultats dans la clien-
tèle privée que dans celle des hôpitaux.

M. G. Sée n'accepte pas les idées allemandes
pour ce qui concerne la transformation graisseuse
du cœur. Qu'il y ait ou non de l'arythmie, des palpitations, de la dilatation du cœur, des accès d'oppression, l'énergie du muscle doit être soutenue,
d'après lui, non seulement par le régime carné
prédominant, mais par le repos physique qui
entraîne le repos relatif du cœur, de façon à n'user
ses contractions que pour le fonctionnement incessant de la vie. Au lieu de cela, OErtel lui inflige

une véritable gymnastique. Aux cardiaques qui ne peuvent plus respirer, même au repos, il prescrit non seulement de marcher longtemps sur un sol horizontal, ce qui est rationnel, mais même des ascensions, ce qui ne l'est plus.

M. C. Paul, qui a consacré d'excellentes pages à l'hygiène des cardiaques, recommande l'exercice du billard, les exercices des bras, comme le piano, mais proscrit la course, le saut, la danse, la natation, l'escrime et surtout l'équitation. La cha-se et le jardinage ne doivent être exercés que dans des proportions très restreintes, alors qu'il n'y aura aucun effort à faire.

Les rapports sexuels devront être des plus modérés; car plus d'une maladie du cœur s'est révélée par un accès de suffocation survenu après le coït (Oulmont).

Les professions à éviter seront celles de soldat, de marin, de chirurgien, d'accoucheur, de boursier, etc.

Les climats froids ont des dangers; les cardiopathes riches seront envoyés l'hiver dans certaines stations à climat doux et tonique, comme Cannes, Nice, Menton, Hyères, Alger, Madère, etc. Il faudra leur recommander aussi les stations d'une altitude modérée, de 500 à 600 mètres par exemple, comme Gerardmer; mais cela à une condition, c'est que les cardiaques y trouveront des promenades horizontales, comme il en existe aux Eaux-Bonnes, à Plombières, à Soullzmatt, etc. (C. Paul).

Le repos à la campagne est encore la meilleure villégiature, grâce à l'air pur et à la tranquillité morale que les malades peuvent y rencontrer. Les bords de la mer et le séjour dans la montagne peuvent aussi être recommandés.

Peut-il être question d'eaux minérales pour les cardiaques? C. Paul discute longuement les indications du traitement thermal. Fleury, dans son *Traité d'hydrothérapie*, fait remarquer que des malades qui étaient allés à Aix à cause de leur rhumatisme articulaire s'en étaient bien trouvés sous le rapport des lésions cardiaques. On a tour à tour recommandé Saint-Nectaire, le Mont-Dore, Néris, Cauterets, les Eaux-Chaudes.

M. Dufresne de Chassaigne, qui a exercé à Bagnols (Lozère) et à Chaudes-Aigues (Cantal), a observé un grand nombre de guérisons d'affections valvulaires par l'usage de ces eaux qui agiraient par le sulfure de potasse. Ce praticien distingué n'hésitait pas à prescrire des bains ordinaires, des bains d'étuve et deux ou trois verres d'eau thermale. Je crois qu'une pareille médication peut avoir des dangers réels; on a cité des cas de mort subite aux Eaux-Chaudes, à Bagnères-de-Bigorre et à Amélie-les-Bains.

M. C. Paul fait observer que les eaux minérales peuvent être utiles pour supprimer les affections secondaires, qui sont fréquemment des causes d'aggravation pour les maladies du cœur. On peut citer à cet égard les résultats obtenus à Aix par Vidal, Fleury et Blanc, à Saint-Nectaire par Vernière, au Mont-Dore par Bertrand, à Néris par Favart de Monthuc, aux Eaux-Chaudes par Izarié, à Cauterets par Dupré, à Chaudes-Aigues par Dufresne de Chassaigne, à Bagnols de la Lozère par Rambaud et Coulomb, enfin les excellents conseils donnés par Lebret et Durand-Fardel, ainsi que ceux donnés par Teissier, de Lyon. A Lamalou, à Bourbon-l'Archambault, les D⁰ˢ Belugou et Régnault ont pu administrer avec succès des bains et des douches pour combattre les congestions et les hydropisies des cardiaques.

Pour ce qui concerne l'*hydrothérapie*, Fleury a cherché à démontrer que l'on peut redonner du ton aux cardiaques, à la condition d'anesthésier au préalable la peau par une douche d'eau chaude, avant d'administrer la douche froide. Puis peu à peu, la peau s'accoutume à la sensation de l'eau froide et, au bout de huit jours, on peut faire supporter aux malades une douche en jet sur la région précordiale, avec une température de 12 à 16 degrés, pendant une durée d'une minute et même une minute et demie.

Je crois qu'actuellement les pratiques de l'hydrothérapie sont universellement réprouvées par les médecins dans le traitement des cardiopathies valvulaires.

Il faut surtout proscrire les bains de vapeur, qui peuvent entraîner eux-mêmes des catastrophes et que les malades emploient trop souvent sans consulter leur médecin.

Les bains d'air comprimé, qui sont si utiles aux emphysémateux et aux catarrheux, alors même qu'ils ont une dilatation commençante du cœur droit, doivent être absolument proscrits chez les cardiaques valvulaires.

Les cures de petit-lait et de raisin peuvent être utilement employées chez ces malades.

La cure de petit-lait (*Molken* en Allemagne) peut

se faire dans le midi de la France et à Allevard.
D'après Niepce (Mémoire de 1840), le bain de petit-
lait fait rapidement tomber le pouls. Cette médication est, en outre, laxative, et dégage les congestions secondaires consécutives aux maladies du
cœur.

La cure de raisin peut remplir à peu près les
mêmes indications que la cure de petit-lait. La
circulation est activée, le pouls devient plus fort,
et le malade éprouve un sentiment de bien-être
inaccoutumé. Il se produit, en outre, une exagération des sécrétions rénale et intestinale. On doit
faire cueillir le raisin le matin à la rosée, et le
malade en absorbe dans la journée, en se promenant, de 2 à 3 kilogrammes. On doit débuter par
un demi-kilogramme ou 1 kilogramme par jour.
La durée de la cure est de trois à six semaines.

J'ai déjà parlé des accidents gravido-cardiaques.
Il est certain que la grossesse augmente l'hypertrophie du cœur et hâte l'évolution granulo-graisseuse de l'organe; nous savons aussi que les
fausses-couches sont des accidents fréquents chez
les malades atteintes d'insuffisance mitrale. J'ai
déjà discuté les diverses questions de prophylaxie
que soulève cette grave situation. Quoique, dans
le cas d'insuffisance mitrale, le danger soit peut-
être moins grand que dans les autres variétés de
cardiopathies, voici à ce propos les sages conclusions d'un récent travail de Macdonal sur ce sujet.

1° Les maladies chroniques du cœur doivent être
regardées comme une contre-indication sérieuse
du mariage, spécialement si elles présentent la

forme de sténose mitrale ou d'insuffisance aortique;

3° Dans tous les cas où l'on est consulté, on doit refuser de donner son consentement au mariage, si les désordres cardiaques, dyspnée, palpitations, hémoptysies, sont bien marqués; et cela d'autant plus qu'il s'agira d'une personne jeune, et que la maladie du cœur est plus récente;

4° Aux femmes mariées on devra défendre de nourrir leurs enfants, parce que l'allaitement paraît augmenter l'hypertrophie du cœur;

5° Pendant la grossesse, surtout pendant les derniers mois, on devra éviter toutes les causes de refroidissement et tout exercice fatigant;

6° Dans tous les cas, l'auteur a donné, avec grand avantage, le chloroforme pendant l'accouchement; administré avec soin, il pense qu'il est toujours utile;

7° Tous les moyens propres à diminuer les efforts de la femme doivent être employés; aussi l'application judicieuse et opportune du forceps ou de la version est très importante.

Traitement de la période troublée de l'insuffisance mitrale. — Lorsqu'on voit apparaître les irrégularités du pouls, l'œdème des extrémités, les troubles pulmonaires, la congestion hépatique, lorsque la dyspnée se produit au moindre effort, lorsque, en un mot, l'asystolie est imminente, l'administration de *la digitale* s'impose.

Je n'ai pas l'intention d'étudier le mode d'action de ce tonique du cœur, le plus précieux et le plus difficile à manier, mais je crois être utile aux praticiens en en étudiant le mode d'emploi et en insis-

tant sur les dangers d'une administration trop prolongée.

Beaucoup de praticiens emploient encore la teinture, l'infusion et la macération de digitale; je
crois qu'en agissant ainsi, on éprouve des mécomp-
tes fréquents et on s'expose à l'accumulation des
doses. Depuis quelques années des cliniciens émi-
nents, tels que Potain, G. Sée et Huchard, ont re-
noncé à toutes ces préparations, malgré l'avis
opposé de Bernheim.

L'action de la digitale est plus intense en admi-
nistrant, comme le conseille Potain, la dose nécessaire en une ou deux fois le matin à jeun. On peut
employer une solution alcoolique de digitaline (digitaline chloroformique d'Homolle ou digitaline
cristallisée de Nativelle) dont on donnerait le nombre de gouttes correspondant à 1/2 ou 1 milligramme, en une seule fois, dans un demi-verre
d'eau; cette préparation est d'ordinaire bien tolérée. Mais on ne renouvellera pas son administration avant deux ou trois jours au plus tôt, afin d'en
apprécier l'effet qui se prolonge pendant plusieurs
jours.

M. Huchard emploie depuis quelques années la
digitaline cristallisée en solution au millième. La
solution au millième de Petit qu'il emploie de préférence, est ainsi composée :

Digitaline cristallisée.	1 gramme.
Glycérine pure (densité 1250) .	533 centimètres cubes.
Eau distillée	147 —
Alcool à 95°.	0,5 pour compléter un litre à 15 degrés centigrades.

On fait dissoudre la digitaline dans 450 centimètres cubes d'alcool ; on ajoute l'eau et la glycérine, puis on complète 1 litre avec une quantité suffisante d'alcool. 1 gramme ou 1 centimètre cube correspond à 50 gouttes.

M. Huchard prescrit, en une fois et pendant un seul jour, 30, 40 et même 50 gouttes de cette solution au millième, ce qui représente pour cette dernière dose une quantité de 1 milligramme de digitaline cristallisée, c'est-à-dire environ 4 milligrammes de digitaline amorphe.

« Quand je vois, dit M. Huchard, un malade en état d'hyposystolie ou d'asystolie, je ne me presse pas d'administrer la digitale, et je commence par ouvrir les voies à l'action du médicament. Pour cela, je laisse pendant quelques jours le malade au repos (le repos étant déjà la digitale du cœur) et je le soumets immédiatement au régime lacté absolu. Une certaine diurèse résulte d'abord de l'emploi de ces deux moyens bien simples. Après quelques jours, je prescris une purgation, et le lendemain, en une seule fois et pendant un seul jour, 40 à 50 gouttes d'une solution de digitaline cristallisée au millième. Après quoi, on attend quinze ou vingt jours avant de recommencer de la même façon et à la même dose, si l'indication persiste. »

Voici la formule adoptée par M. G. Sée :

Digitaline cristallisée
  ou naturelle . . . . 0,005 milligrammes.
Alcool . . . . 20 cuillerées à café pour cinq
                  jours ; une cuillerée à dessert matin et soir.

Pour M. G. Sée, une faiblesse persistante du cœur dans les lésions circulatoires qui entraînent un abaissement de pression dans les artères, et une stagnation relative du sang dans les veines, *voilà l'indication générale.*

L'intolérance de la digitale ou *digitalisme* se traduit par de l'anorexie, l'état saburral des premières voies, des nausées et des vomissements. Du côté du système nerveux, il faut noter les vertiges, des névralgies sus-orbitaires, des hallucinations, un état syncopal, la dilatation des pupilles, le trouble de la vision (vision en blanc, en jaune), la parésie des muscles. L'action cumulative de la digitale est bien connue ; après de petites doses longtemps répétées, comme le fait remarquer G. Sée, il survient des troubles nerveux et gastriques si intenses qu'on croirait à une intoxication accidentelle par une forte dose ; le pouls se ralentit, devient irrégulier, petit, ou bien s'accélère outre mesure.

M. Duroziez fait un tableau un peu dramatique, mais vraiment remarquable des méfaits de la digitale. Il a évoqué le premier ce qu'il appelle la nécrologie digitalique et déclare que si la digitale guérit, elle tue aussi si l'on n'y prend garde. D'après lui, la digitale s'en prend à tous les organes, pénètre partout. « On a voulu, dit-il, expliquer beaucoup de ces accidents par la maladie même que l'on traite ou par des maladies intercurrentes ; on a eu tort de rejeter la responsabilité encourue. La digitale est un médicament violent à localisations variées ; on ne peut la négliger quand on l'a administrée. Elle produit le contraire de ce que l'on cherchait, elle produit l'accélération, les irrégularités, l'anurie. Elle détermine l'asthme, des lésions pulmonaires, la pneumonie, comme chez Homolle qui essayait les produits les plus dangereux de la digitale; elle altère le sang, frappe tous les éléments du système nerveux, jette un nuage devant les yeux, trouble le goût, produit la tétanie, parésie les membres qui n'ont plus la faculté de se mouvoir, lance les malades dans le monde des hallucinations et du délire, les prostre dans le coma et les tue pendant la nuit. Le médecin non prévenu ne comprend rien à cette mort inopinée et refuse encore de croire à la malfaisance de la digitale qu'il continue de prescrire aux mêmes doses. » Voilà un exposé terrifiant et qui est certainement de nature à décourager le zèle des médecins les plus dévoués; quelque exagérée que soit cette peinture, j'ai tenu néanmoins à la mettre sous les yeux des lecteurs, parce qu'elle émane d'un clinicien des plus autorisés et des plus compétents en matière d'affections cardiaques.

Il est un autre accident du digitalisme que je ne saurais passer sous silence : je veux parler du rythme couplé du cœur et de la mort par la digitale, accidents étudiés par M. Huchard (*Bulletin de la Soc. méd. des hôpit.*, 8 juillet 1892).

Le pouls bigéminé ou rythme couplé du cœur, décrit par Traube en 1850, est constitué par deux révolutions cardiaques se succédant rapidement; la première habituellement plus forte et la seconde un peu plus faible. La première est toujours perceptible au pouls radial; la seconde est à peine perceptible, de sorte que l'auscultation du cœur peut révéler un nombre de systoles double des pulsations radiales, et c'est ainsi que d'après Tripier, le syndrome étudié sous le nom de « pouls lent permanent » serait presque toujours un *faux* pouls lent.

D'après M. Huchard, quand la digitale détermine ce rythme particulier, c'est que la fibre cardiaque est altérée; la preuve, c'est qu'il ne survient pas dans les empoisonnements digitaliques sur les cœurs sains. Le même auteur décrit deux sortes de cette allorythmie, suivant l'intensité du phénomène et suivant le nombre de couples réunis; il existerait un pouls égal et bigéminé, un pouls inégal et bigéminé, un rythme couplé proprement dit et un pouls lent arythmique. Le rythme peut être aussi *tricouplé*, c'est-à-dire composé de trois éléments accompagnés de trois systoles presque égales, séparées des trois autres par un grand silence, 'ou d'une systole forte et d'une systole faible. Il pourrait exister aussi un rythme couplé et tricouplé alternant.

M. Huchard a observé, dans le cours de cardiopathies artérielles, 4 cas de rythmes couplés et tricouplés alternants qui avaient été méconnus et qui se sont terminés par la mort subite ou rapide, deux ou trois jours après l'administration intempestive de la digitale à haute dose.

Il existe donc un grand intérêt à bien connaître et à bien apprécier ce genre d'allorythmie.

Les auxiliaires de la digitale. — Lorsque la digitale est mal tolérée, ce qui est rare, ou lorsque après l'avoir administrée à plusieurs reprises, on éprouve de la répugnance à l'employer encore, il est un médicament, le *strophantus hispidus*, qui occupe un rang honorable parmi les toniques du cœur, non pas qu'il soit d'un emploi courant, ce qui est regrettable, mais parce que des cliniciens éprouvés ont fait son apologie.

D'après Bucquoy, le strophantus est un médicament cardiaque de premier ordre et qui doit être placé à côté de la digitale; il remplit à peu près les mêmes indications. Dans les lésions mitrales, il augmente l'énergie de la systole, et il atténue, supprime même les troubles dus à la défaillance du cœur.

Son pouvoir diurétique ne paraît pas considérable: il augmente plutôt les sécrétions intestinales; c'est un médicament précieux en ce sens qu'il est à peu près inoffensif et peut être administré fort longtemps sans inconvénient. Moncorvo, de Rio-Janeiro (Société de médecine de Paris, 1888) considère ce médicament comme une précieuse acquisition dans la thérapeutique infantile, qu'il s'agisse de lésions mitrales ou simplement de lésions broncho-pulmonaires.

D'après M. G. Sée, le strophantus augmente manifestement l'action du cœur, comme le prouve l'examen sphygmographique; dès la première heure, le pouls, petit, déprimé, se relève visiblement; en outre les irrégularités et les inégalités du pouls disparaissent, mais non d'une manière constante.

Bucquoy emploie des granules d'extrait de 1 milligramme. La dose quotidienne est de 4 granules à intervalles égaux, en commençant par 2. Chaque granule correspond à 5 gouttes de la teinture de Fraser. Mais les teintures sont de composition variable; aussi est-il préférable d'employer les granules de Catillon.

Le sulfate de spartéine a été étudié par MM. G. Sée et Laborde.

L'effet le plus marqué de ce médicament est le relèvement du cœur et du pouls. Dans les cas d'arythmie, la régularisation du pouls se produit très rapidement; un autre résultat, c'est l'accélération des battements, dans les graves atonies avec ralentissement du cœur; les forces générales augmentent et la respiration est facilitée, mais beaucoup moins bien que par l'iodure de potassium. De même que la convallamarine, la spartéine produit sur les palpitations une sédation marquée, comme cela a été confirmé par les études de Dujardin-Beaumetz et de Pawinski (de Varsovie). C'est surtout dans les cardiopathies toxiques, le morphinisme et les maladies infectieuses que la spartéine agit promptement.

La dose quotidienne de sulfate de spartéine varie de 5 à 25 centigrammes. On emploie aussi comme diurétique l'infusion de fleurs de genêt à la dose de 10 à 25 grammes par jour, pour 1 litre d'eau.

L'adonidine, glucoside de l'*adonis vernalis*, a été expérimentée par Bubnow, assistant de Botkin et par Huchard, à la dose de 2 ou 5 centigrammes. Le pouls se régularise et se ralentit, les souffles s'accentuent et les œdèmes disparaissent. Il est difficile de se procurer ce médicament.

Le *convallaria maialis* a été étudié par G. Sée : « Sous la forme d'extrait aqueux de la plante totale administré à la dose de 1 gramme à 1 gr. 1/2 par jour, le convallaria produit sur le cœur, les vaisseaux et la respiration des effets constants et constamment favorables, à savoir le ralentissement du pouls, le rétablissement du rythme normal du cœur, l'augmentation d'énergie du cœur et des mouvements respiratoires. L'effet le plus net est la diurèse. Dans toutes les affections cardiaques, indistinctement, dès qu'elles ont produit l'infiltration des membres, et à plus forte raison, une hydropisie générale, le muguet a une action prompte et sûre. Il ne séjourne pas dans l'organisme et ne présente pas d'effet cumulatif. Pour combattre les dyspnées cardiaques, il est inférieur à la morphine et surtout à l'iode. » On peut employer le sirop de Langlebert ou les pilules de convallamarine.

La *caféine*, découverte par Runge en 1821, a été employée pour la première fois dans les maladies du cœur par Jaccoud. En 1882, elle a été préconisée par Lépine et Huchard, comme tonique et diurétique. D'après Huchard, l'action de la caféine, à la dose de 20 ou 50 centigrammes, est presque nulle. Seules les doses massives (de 1 à 2 grammes) sont utiles. Il faut l'associer au benzoate ou au salicylate de soude en solution à parties égales. On l'emploie beaucoup sous forme d'injections hypodermiques dans l'asystolie, et les myocardites infectieuses. D'après G. Sée qui a longuement étudié ce médicament, sous son influence, on voit les vaisseaux périphériques se contracter, tandis qu'il existe au contraire une vaso-dilatation encéphalique, ce qui explique l'augmentation de l'activité cérébrale. La caféine relève l'excitabilité du système nerveux central, facilite la contraction musculaire et se trouve par là être un médicament dynamique et cardio-vasculaire. La noix de kola n'agirait, d'après M. G. Sée, que par la caféine, le rouge de kola lui-même se transformant facilement en caféine.

Les iodures. — Les iodures de potassium et de sodium sont devenus, depuis les travaux de G. Sée et Huchard, d'un emploi très fréquent, tant dans les cardio-scléroses que dans les affections valvulaires.

En comparant qualitativement, d'après G. Sée, les deux iodures, on peut établir que ces deux sels ont une action commune sur la circulation, action consistant en un abaissement de la tension artérielle avec accélération du cœur; l'iodure de potassium a, en plus, la faculté d'élever d'abord la pression en ralentissant le cœur. Les iodures produisent une vaso-dilatation générale, portant bien entendu sur les coronaires, ce qui facilite singulièrement la circulation intrinsèque du cœur et lui donne un regain d'énergie et de force; les iodures sont donc des régulateurs du cœur, en même temps qu'ils élèvent la pression; ils sont donc des agents systoliques. Si la dose est augmentée, il se produit une action déprimante. Les iodures de calcium et de strontium présenteraient, d'après M. G. Sée, des avantages incontestables sur les iodures de potassium et de sodium; l'iodure calcique contiendrait des proportions considérables d'iode.

L'action de l'iodure sur le myocarde malade est indirecte; elle est consécutive au rétablissement de la respiration; aussi l'iode s'impose-t-il quand la dyspnée des cardiaques est surtout d'origine pulmonaire, qu'il s'agisse de congestion ou d'œdème.

M. Huchard eut l'idée en 1885 d'appliquer l'iodure au traitement de toutes les affections scléreuses des artères et du cœur. Il préfère l'iodure de sodium à l'iodure de potassium, en se basant sur ce que les sels de potassium sont toxiques, ce qui est un danger lorsque les reins sont insuffisants. L'iodure de strontium est, d'après Laborde, absolument inoffensif, et possède une action réelle sur le cœur.

C'est surtout dans les cardiopathies artérielles qu'agit l'iode, mais M. Huchard le considère aussi comme efficace dans les affections valvulaires. Mais, d'après cet auteur, l'emploi trop prolongé de ces préparations expose à l'asystolie iodique; aussi associe-t-il, à un certain moment, la spartéine à l'iodure dans la même formule que voici :

```
Eau distillée. . . . . . .    100 grammes.
Iodure de sodium. . .      5 ou 10 grammes.
Sulfate de spartéine. .    0,50 ou 1 gramme ; deux ou
                           trois cuillerées à café
                           par jour.
```

Les injections sous-cutanées de *morphine* dans les accès de détresse cardiaque ont été préconisés par le Dr Vibert (du Puy) en 1875 et par M. Huchard en 1877. Ce dernier a insisté surtout sur l'utilité de combattre les anémies cérébrales consécutives aux affections aortiques et à l'asystolie par la morphine.

Gubler déclare que la morphine a son utilité,

après la digitale, à la fin de la période de tolérance. Dans la cachexie cardiaque en effet, d'après M. C. Paul, ces injections soulagent tellement les malades qu'ils les réclament avec instance et que, malgré soi, on est obligé de les multiplier. D'après Dujardin-Beaumetz et Bucquoy, la morphine amène, par suite de la dilatation des vaisseaux périphériques, l'abaissement de la tension intra-vasculaire et une diminution du nombre des battements du cœur.

On peut, dans le même cas, employer les injections sous-cutanées d'éther, préconisées par Verneuil. M. C. Paul recommande d'en faire quatre à la fois, chacune de 1 centimètre cube et on les répète au besoin deux et même trois fois par jour. Ces injections ont le pouvoir de réveiller la calorification et la circulation, mais elles n'ont pas l'activité des injections de morphine.

Traitement des diverses complications. — Tôt ou tard la dyspnée nocturne entraîne l'insomnie. Je ne sais rien de plus difficile que de faire dormir ces malheureux malades qui implorent, tout haletants, quelques heures de repos. Le chloral est un poison du cœur; il faut l'éviter. La morphine a des inconvénients que l'on connaît. Le sulfonal et la chloralamide peuvent être prescrits; le premier augmente la débilité musculaire et l'ataxie motrice; le second produit l'abaissement de la pression sanguine.

M. G. Sée préconise la *paraldéhyde*, à la dose de 3 à 4 grammes en potion espacée par cuillerées dans le cours de la soirée de huit heures à minuit.

L'*uréthane* peut être aussi prescrit sans grand inconvénient à la dose de 2 à 4 grammes.

Les *bromures* sont des vaso-constricteurs et des cardio-asthéniques. Sous leur influence, le pouls faiblit et la pression n'est pas augmentée. Les doses élevées sont nuisibles; mais M. G. Sée ne croit guère à leur efficacité dans l'insomnie des cardiaques. Au contraire (M. Dujardin-Beaumetz), le bromure de potassium a pour action de régulariser la circulation, il possède des propriétés sédatives sur l'axe cérébro-spinal, en particulier sur le bulbe et, partant, peut rendre de grands services dans les affections mitrales.

Traitement des congestions viscérales. — La stase sanguine du cerveau est un symptôme des plus fréquents dans les affections mitrales. J'ai déjà longuement parlé des troubles cérébraux, depuis l'assoupissement jusqu'au délire et même à l'aliénation mentale qui peuvent survenir chez les cardiaques. Ici les opiacés doivent être repoussés; les bromures peuvent rendre des services, mais à la condition d'en prolonger l'emploi. C'est encore à la digitale et aux autres toniques du cœur qu'il faut s'adresser pour dissiper cette congestion passive de l'encéphale. Certains purgatifs, comme l'aloès, la gomme-gutte, etc., peuvent produire sur l'intestin une dérivation salutaire.

Dans le cas où les accidents cérébraux consistent dans la thrombose, l'embolie, avec apoplexie, il faut immédiatement faire des applications glacées sur la tête, en introduisant, entre les feuillets d'une compresse, des petits fragments de glace

gros comme des amandes. Il faut pratiquer en
même temps une dérivation intestinale intense, soit
avec l'eau-de-vie allemande, soit avec des lavements
au séné.

Pour M. Potain, la médication par excellence de
l'embolie cérébrale d'origine cardiaque, c'est la
saignée (*Bulletin médical*, 5 décembre 1892). Pour
lui, malgré l'anémie partielle entraînée par l'em-
bolus, la résistance du côté des capillaires venant
s'ajouter à la résistance du côté des veines, la résistance totale peut être suffisante pour arrêter net
le cours du sang dans l'encéphale et produire les
symptômes de l'apoplexie; or, pour vaincre cette
résistance du côté des veines, la saignée est admi-
rablement indiquée. Sans doute, la circulation se
rétablirait bien toute seule avec le temps, mais
plusieurs jours sont nécessaires pour que ce résultat soit atteint, et pendant ce temps le malade
se meurt, ou s'il guérit, il lui reste le plus souvent
un foyer de ramollissement.

Traitement des accidents pulmonaires. — Les
congestions passives du poumon qui, comme nous
l'avons vu, se traduisent par de la dyspnée, par
une toux opiniâtre, quelquefois par des hémoptysies, s'il existe des infarctus, doivent être combat-
tues par la méthode révulsive, en particulier par
les vésicatoires et les ventouses sèches. La ven-
touse Junod, dont l'emploi est rarement justifié,
provoquent du côté de la peau un appel de sang
très énergique.

L'ipéca et *à fortiori* le tartre stibié ne doivent
être employés qu'avec une très grande réserve; le

kermès peut rendre quelques services; il en est de
même du tolu, de la térébenthine, de l'eucalyptus,
de la gomme ammoniaque, de la terpine employés
comme expectorants. M. Dujardin-Beaumetz re-
grette l'oubli dans lequel est tombé l'aconit et
n'hésite pas à recommander l'alcoolature de racines
d'aconit des Vosges. Il recommande aussi le baume
de copahu associé au goudron. Les pilules de cy-
noglosse et l'eau de laurier-cerise seront prescrites
pour calmer la toux.

Les hémoptysies, observées plus souvent dans le
rétrécissement mitral, ont d'ordinaire peu de gravité; elles surviennent surtout dans les périodes
avancées de l'insuffisance mitrale et sont consécutives aux embolies et aux infarctus hémorrhagiques
provenant du cœur droit. Le tannin, la morphine,
l'hydrastinine, l'ergotine pourront être utilisés.

Lorsque les troubles pulmonaires sont le fait de
l'asystolie confirmée, alors que la digitale devient
impuissante et même nuisible, on peut diminuer le
trop-plein cardiaque et vasculaire, à l'aide d'une
saignée générale. C'est alors que les injections
sous-cutanées de caféine, d'éther, de morphine, les
purgatifs pourront procurer quelque allégement
au malheureux grabataire. Un mot sur les émis-
sions sanguines. Lorsque le poumon est fortement
congestionné, que le malade a la face cyanosée,
bleuâtre, le pouls presque imperceptible et si le
malade est encore jeune, une saignée générale
rétablit immédiatement la circulation dans le poumon engoué et l'amélioration se fait rapidement.

Il faut bien le dire, la saignée est tombée dans
un discrédit malheureusement justifié par les excès

d'autrefois. M. Tournier (*loc. cit.*) déclare en avoir constaté d'excellents effets sur nombre de cardiaques. Un élève de M. Huchard, le Dr Thierry (Thèse de Paris, 1887), a étudié le mode d'action de la saignée dans les cardiopathies. Après une saignée modérée, la respiration devient plus facile, moins fréquente et le malade accuse un vif sentiment de soulagement : témoin cet individu dont Magendie a rapporté l'exemple et qui refusait de laisser arrêter le sang dans la crainte d'interrompre son bien-être, et de provoquer le retour de son oppression. La saignée, dit M. Tournier, enlève à l'organisme une certaine quantité de sang toxique, et exerce ainsi une heureuse sédation sur les cas graves de dyspnée, surtout chez les aortiques. En accélérant les échanges nutritifs, elle ouvre les voies à l'absorption médicamenteuse. Aussi est-ce souvent après une saignée que « l'heure de la digitale est venue ». M. Vergely (de Bordeaux) a employé les inhalations de chloroforme pour combattre les dyspnées cardiaques accompagnées de palpitations violentes. M. Vergely conclut de ses expériences : 1º que les maladies du cœur ne sont pas une contre-indication à l'emploi des anesthésiques; 2º que le chloroforme est un sédatif dans ces affections; 3º qu'il doit, dans ces cas, être administré avec prudence. M. Vergely a pu même s'en servir pour calmer des accès d'angine de poitrine (Société médicale des hôpitaux, 10 janvier 1879, rapport de M. Dieulafoy).

J'ajouterai à tous ces moyens les *inhalations d'oxygène* qui, dans les cas d'œdème du poumon et d'hydrothorax ou d'hydropéricarde, non seulement diminuent la dyspnée, mais encore facilitent la tâche du rein et diminuent l'albuminurie.

Il va sans dire que ces moyens variés devront être aidés par le repos absolu, avec une attitude qui facilite le jeu des organes respiratoires, de façon à ce que le cœur n'ait à supporter qu'un minimum de travail. Comme le dit M. Huchard, le repos est déjà la digitale du cœur.

A une période avancée des affections cardiaques, quand surviennent la dilatation du cœur droit et l'insuffisance tricuspide, le malade est obligé de rester assis, ne pouvant plus coucher sur le côté droit, et le décubitus gauche étant lui-même impossible par suite de l'hypertrophie (C. Paul). Mais bientôt, l'hydropisie gagnant les poumons et les plèvres, le malade ne peut plus se pencher en arrière, et par conséquent repose sur ses oreillers. Pour dormir, le malade laisse tomber sa tête sur sa poitrine; alors il asphyxie.

Voici le moyen ingénieux inventé ou du moins préconisé par M. C. Paul comme dernière ressource pour le patient : On fait reposer sur le lit une table de bois, dont la face supérieure inclinée vers le malade s'offre à lui comme un pupitre; on met dessus un oreiller, le malade y croise ses bras et dort penché en avant en appuyant sa tête sur ses mains. Si le malade est assis dans un fauteuil, on appuie cette sorte de pupitre sur un cadre en bois qui entoure le fauteuil, et qui, muni de deux charnières, peut se replier contre le mur, lorsque le malade veille. C'est de quoi permettre au malade de prendre un peu de repos dans ses derniers jours.

Foie cardiaque. Il est très important de bien apprécier la subordination de la congestion hépatique à l'affection valvulaire. Nombre de malades à gros foie sont envoyés inutilement à Vichy. Le pouls veineux hépatique coïncidant avec le pouls des jugulaires est un critérium suffisant. Les alcalins n'ont qu'une influence médiocre. Les purgatifs, le calomel en particulier, sont les moyens à employer. En cas d'ascite, il faudra provoquer la diurèse par les agents que j'étudierai plus tard, pratiquer la ponction et administrer les iodures. Monneret voulait les révulsifs; Dujardin-Baumetz déclare s'être bien trouvé des larges vésicatoires fortement camphrés, sur la région hépatique. Si la torpeur hépatique est très prononcée, et qu'il existe de l'ictère, on pourra avoir recours à l'aloès, le podophyllum à la dose de 1 à 5 centigrammes, l'iridin (5 à 10 centigrammes), l'évonymin (10 centigrammes), le juglandin (10 à 20 centigrammes), le jalap (1 gramme), le sel de Seignette, etc.

Albuminurie cardiaque. La diète lactée est le premier moyen à mettre en œuvre. Le malade boira 200 grammes de lait toutes les deux heures, en y ajoutant soit un peu d'eau de Seltz, soit du cognac, ou du kirsch. Le lait sera aussi un moyen de premier ordre pour combattre les hydropisies secondaires des maladies du cœur. Les eaux d'Évian, Contrexéville, Vittel, l'eau nitrée d'Alsace constituent des diurétiques inoffensifs et utiles.

Traitement de l'hydropisie cardiaque. L'indication évidente, c'est de déshydrater le sang. C'est à cette période que les praticiens ont l'habitude de prescrire les diverses préparations diurétiques connues sous le nom de vin de Trousseau, vin de la Charité, oxymel diurétique de l'hôpital Beaujon, préparations qu'on a trop souvent le tort d'administrer pendant des semaines, sans surveillance effective, et qui finissent par provoquer des troubles intestinaux ou du digitalisme.

C'est ici que le lait intervient encore très efficacement; malheureusement il n'est pas toujours bien toléré. La macération de digitale administrée avec prudence peut provoquer une diurèse abondante.

On a recours d'ordinaire à deux ordres de moyens, les purgatifs et les diurétiques. Parmi les purgatifs, l'un des plus vantés est la scammonée qui, mélangée au lait, à la dose de 50 centigrammes à 1 gramme, produit des gardes-robes abondantes; le jalap est aussi très employé. La célèbre médecine Leroy n'est autre que de la teinture de jalap édulcorée avec du sirop de séné. Le non moins célèbre élixir antiglaireux de Guillié est aussi composé de teinture de jalap, avec addition de nitrate de potasse. Les pilules purgatives de Trousseau, très complexes, produisent des résultats excellents. Mais l'abus de ces purgatifs détermine un état inflammatoire du tube digestif qui force bientôt à en cesser l'emploi.

Parmi les diurétiques, M. G. Sée préconise la lactose, les caféiques, le calomel, la scille et l'adonis vernalis. On doit prescrire 100 grammes de *lactose* répartis en deux litres d'eau à prendre pendant les repas ou dans l'intervalle, à n'importe quel moment de la digestion. Il faudra, pendant l'emploi de ce médicament, proscrire absolument le lait, le bouillon, la limonade, les eaux gazeuses et même le vin.

Il faut savoir qu'au delà de 100 grammes, la lactose peut déterminer une glycosurie diabétique, par le passage du sucre de lait transformé ou non dans les urines. Chez les cardiaques hydropiques, l'effet est saisissant, d'après M. G. Sée : l'urination se traduit, au bout de 24 à 48 heures, par 2 1/2, 3, 4, et 4 litres 1/2. Après quelques jours de cette diurèse qui n'existe par aucun autre moyen médicamenteux et qui les dépasse tous en durée, le sang est déshydraté et l'hydropisie disparaît.

Dans ces derniers temps, M. Dujardin-Beaumetz a préconisé l'emploi du sirop de sucre (200 à 300 grammes), dont l'effet diurétique est certain, sans provocation de la glycosurie. M. G. Sée ne croit pas à l'innocuité de cette médication et lui préfère la lactose. On peut certainement arriver au même résultat avec la diète lactée ; mais l'administration de la lactose dans la tisane est beaucoup mieux tolérée ; en outre, avec cette dernière, le malade peut s'alimenter largement, tandis que les 3 ou 4 litres de lait constituent une ration insuffisante.

La *scille*, diurétique classique et qui fait partie de toutes les formules vulgaires des vins diurétiques, est, d'après G. Sée, un faible auxiliaire. Pour Hayem, elle est un bon succédané de la digitale. La teinture est administrée à la dose de 20 à 30 gouttes. L'oxymel scillitique (15 à 45 grammes) et le vin scillitique sont aussi fréquemment employés.

Les tartrates, citrates, acétates de potasse, de
soude et de magnésie sont de bons diurétiques. Le
plus employé d'entre eux est l'acétate de potasse;
on l'administre à la dose de 4 à 10 grammes.

Le *calomel*, ressource extrême pour G. Sée,
lorsque les caféiques ou la lactose ont échoué,
possède des propriétés diurétiques mises en évidence, dans ces derniers temps, par Jendrassik.

D'après Rosenheim, la diurèse serait une des
manifestations du mercurialisme. Jendrassik a
administré le calomel aux cardiaques à la dose
de 0,80 centigrammes par jour en quatre prises.
Fränkel et Senator l'ont également employé dans
des cas d'origine cardiaque ou hépatique. Il faut
redouter la stomatite et ne pas prolonger plus de
trois jours l'emploi du médicament.

J'ai déjà parlé de la caféine comme tonique du
cœur. C'est aussi un diurétique recommandable et
dont les propriétés ont été mises en évidence par
Gubler et Hayem, en France.

La caféine soutient très utilement la diurèse
digitalique.

G. Paul a récemment relevé (Académie de Médecine, 1er août 1893) un fait peu connu des praticiens, à savoir que la caféine n'est pas tirée du
café, mais bien des thés qui sont refusés à la
douane parce qu'ils ont été avariés par l'eau de
mer.

Il est un autre renseignement très utile que nous
donne encore M. C. Paul. Dans la préparation du
café à l'orientale, on fait bouillir le café dans un
vase ouvert, et par trois ébullitions successives, on
chasse précisément ce que l'on recueille par le

procédé européen, c'est-à-dire les huiles essentielles et volatiles. Aussi le café à l'orientale est tonique et on n'a pas à craindre pour son sommeil.

Il appert d'un récent travail lu à l'Académie de médecine par M. G. Sée (Séance du 1er août 1865) que la *théobromine*, encore un caféique, est le meilleur des diurétiques. Le succès tout à fait inespéré que vient d'obtenir l'éminent clinicien constituerait une véritable révélation, au point de vue pratique. M. G. Sée cite sept observations des plus importantes et des plus concluantes.

La théobromine n'a aucune parité fonctionnelle avec la digitaline; elle est supérieure à la strophantine, et, en regard de la lactose, elle a un pouvoir de durée et une action *personnelle*, indépendante de l'ingestion des liquides. Elle est supérieure à la caféine en ce qu'elle ne provoque pas d'excitation des centres nerveux et qu'elle n'est pas toxique.

La théobromine doit se prescrire absolument pure et sans aucun auxiliaire; on obtient ainsi, avec une dose de 5 grammes pris en nature, un effet diurétique dix fois plus marqué que par la caféine; la diurèse théobromique dure vingt heures au lieu de six heures par la caféine. L'accoutumance est nulle, nulle aussi l'accumulation; aussi M. G. Sée n'hésite-t-il pas à déclarer que la *théobromine est le moyen le plus sûr* de guérir les hydropisies cardiaques.

La théobromine étant insoluble dans tous les liquides, on est forcé de l'employer en nature, en pastilles ou en cachets, contenant 1/2 gramme ou 1 gramme de substance.

Le premier jour, M. G. Sée ordonne 2 grammes en deux ou en quatre cachets, au moment de prendre des aliments ou du lait; le deuxième jour, 3 grammes; le troisième jour, 4 grammes; le quatrième jour, 5 grammes; le cinquième jour et pendant quatre jours il suspend le traitement. Puis, s'il y a lieu, il prescrit à nouveau 2 grammes par jour, pendant trois jours; de cette manière, l'effet obtenu se maintient parfaitement.

En Allemagne, on a, sous le nom de *diurétine*, lancé dans le commerce une substance qui serait de la théobromine dissoute dans le salicylate de soude; mais cette solubilité est un leurre, et cette préparation présente des dangers.

Le *rationnement des liquides*, paradoxal en apparence, puisque la diurèse est augmentée par l'ingestion de l'eau, n'a pourtant rien d'absurde quand il s'agit d'hydropisie cardiaque. Puisque la cause de l'anurie est dans la stase veineuse, et que la réduction des liquides diminue cette réplétion des veines, il paraît rationnel de conclure que les fonctions rénales se trouveront ainsi rétablies.

Les *sudorifiques* peuvent encore trouver ici leur application. L'infusion de jaborandi inspire du dégoût aux malades, qu'elle fatigue d'ailleurs par des sudations prolongées. Les injections hypodermiques de pilocarpine sont dangereuses car, d'après Vulpian, cet alcaloïde a une action paralysante sur le cœur.

Les moyens externes, tels que les fumigations sèches ou les bains de vapeur, doivent être abandonnés, parce que, tout en étant le plus souvent inefficaces, ils peuvent être dangereux chez les individus atteints d'affection du cœur (Dujardin-Beaumetz). D'après Hayem, il existe des cas favorables à l'emploi des procédés de sudation. Ce sont notamment ceux d'hydropisie récente à développement rapide, ou bien encore ceux où les troubles mécaniques de la circulation sont liés, non à de graves lésions valvulaires, mais à un état d'obésité avec surcharge graisseuse.

Procédés mécaniques. Lorsque la peau luisante, tendue, est en imminence de rupture et que l'œdème prend des proportions démesurées, le praticien a le devoir d'intervenir pour provoqver l'évacuation de la sérosité.

On peut pratiquer des mouchetures avec une aiguille ou avec la pointe d'une lancette; mais des accidents redoutables, érythème, mortification, érysipèle, peuvent survenir à la suite de cette méthode. Aussi faut-il s'entourer de toutes les précautions antiseptiques, telles que lotions préalables avec une solution de sublimé, flambage de l'aiguille. Wilkens applique au niveau des piqûres des éponges préalablement imbibées à l'aide d'une solution concentrée d'acide salicylique. On les exprime quand elles sont gorgées, et on les passe de nouveau dans la solution, avant de les remettre en place. Lombard (de Liège) pratique des incisions quand l'œdème n'est pas encore très considérable. Ces incisions doivent avoir, sur un centimètre de long, assez de profondeur pour aller jusqu'à l'aponévrose; elles seront très espacées les unes des autres.

L'écoulement incessant de sérosité qui baigne

et souille les linges et les draps nécessite certaines précautions : on peut éviter le contact permanent des liquides séreux en enveloppant les membres avec des toiles de caoutchouc.

Le docteur Southey (de Londres) introduit dans la peau de petits trocarts capillaires dont l'extrémité libre est revêtue d'un tube de caoutchouc pouvant communiquer avec des vases placés hors du lit du malade. Le tube de caoutchouc est adapté à une canule, percée de six à neuf trous latéraux. L'écoulement serait assez abondant pour qu'en vingt-quatre heures une canule, fixée à chacun des deux membres inférieurs, donnât issue à deux litres de liquide. Trousseau a préconisé une méthode consistant à frictionner les membres inférieurs avec quelques gouttes d'huile de croton tiglium; mais l'huile de croton détermine une inflammation qui dépasse quelquefois le but.

Je n'hésite pas à déclarer, d'après ma pratique particulière, que ces moyens mécaniques présentent de réels dangers. En dehors des complications inflammatoires et gangréneuses qui, tôt ou tard, viennent assombrir la situation, cette spoliation d'un liquide renfermant des principes essentiels à la nutrition, albumine, fibrine, leucocytes, etc., finit par ruiner l'organisme et a pour résultat certain d'abréger l'existence de ces malades. C'est ce qui a fait dire à Fonssagrives que le meilleur trocart était encore l'urèthre pour diminuer le liquide hydropique.

FIN.

TABLE DES MATIÈRES

28 140. — Imprimerie Lahure, 9, rue Fleurus, à Paris.

Bulletin

DES

Annonces.